Anna-Konstantina Richter
Gesund werden mit EMDR

verstehen lernen

Anna-Konstantina Richter

Gesund werden mit EMDR

Ratgeber für Menschen mit Posttraumatischer Belastungsstörung

Mit je einem Geleitwort von
Dr. André Maurício Monteiro
und Prof. Dr. Dr. med. Frederik A. Verburg

Psychosozial-Verlag

Bibliografische Information der Deutschen Nationalbibliothek
Die Deutsche Nationalbibliothek verzeichnet diese Publikation in der Deutschen Nationalbibliografie; detaillierte bibliografische Daten sind im Internet über http://dnb.d-nb.de abrufbar.

Originalausgabe

E-Mail: info@psychosozial-verlag.de
www.psychosozial-verlag.de

Umschlaggestaltung und Innenlayout nach Entwürfen von Hanspeter Ludwig, Wetzlar
ISBN 978-3-8379-3243-0 (Print)
ISBN 978-3-8379-6180-5 (E-Book-PDF)

Meiner Schwiegermutter
Madiha Khalifa Elsayed Mohamed gewidmet
1959–2024

إهداء إلى حماتي مديحة خليفة السيد محمد
1379–1446

Inhalt

Geleitwort von André Maurício Monteiro

Die EMDR-Therapie wurde Ende der 1980er Jahre entwickelt. Seitdem ist sie gewachsen und hat sich aufgrund zahlreicher klinischer Berichte und systematischer Forschungen erheblich weiterentwickelt, sodass sie den Test der Zeit überstanden hat. In der Zwischenzeit sind viele andere Therapien ins Blickfeld der Öffentlichkeit gerückt, aber nach anfänglicher Begeisterung wieder verschwunden. Die psychische Gesundheit ist ein umkämpftes Feld, in dem viele Interessen auf dem Spiel stehen. Das Überleben eines Therapiekonzepts kann ein harter Kampf sein und erfordert eine ständige wissenschaftliche Überprüfung.

Seit seinen Anfängen hat EMDR das Interesse einer wachsenden Zahl von Therapeut*innen geweckt, ebenso wie von unzähligen Patient*innen, die von den Ergebnissen dieser Therapieform profitieren. Es ist jedes Mal so erfreulich, wenn wir das Gesicht eines neuen EMDR-Klienten bzw. einer -Klientin strahlen sehen, der bzw. die überrascht ist davon zu realisieren, dass eine einstmals unablässig störenden Erinnerung nach dem Verarbeiten mit EMDR aus dem Bewusstsein verschwindet. Klient*innen erzählen, wie eigenartig es ist, nicht mehr auf eine traumatische Erinnerung zugreifen zu können, die nun als ferne Erinnerung ohne Details empfunden wird und kaum noch negative Emotionen hervorruft. Dies ist der emotionale Zustand, den sich jede/r Betroffene wünscht, um die Symptome der Posttraumatischen Belastungsstörung zu überwinden, auch wenn er/sie zunächst nicht weiß, dass dieses Ziel erreichbar ist. Wieder gesund werden – kein Einzelfall in der Praxis von EMDR-Therapeut*innen.

Vor allem nach dem Ausbruch der Coronapandemie wurde das Bewusstsein für psychische Gesundheit in den Medien breiter sichtbar. Auf die erste physiologische Welle von Krankheit und Tod folgte eine psychologische Welle von Patient*innen, die sich um Unterstützung bemühten. Viele derjenigen, die sich von dem Virus erholten, mussten tragische Verluste in ihren familiären Netzwerken hinnehmen. Andere leiden noch immer an Spätfolgen wie Hirnnebel, chronischen Schmerzen usw. Kindern und Jugendlichen fehlten die Möglichkeiten eines grundlegenden Austauschs mit Gleichaltrigen, was sich auf ihre kognitiven Leistungen und sozialen Fähigkeiten auswirkte. Klient*innen mit schwerwiegenden psychischen Problemen wurde auch eine persönlichere therapeutische Interaktion vor Ort vorenthalten, was den Lebensstandard verschlechterte. Die Leistungserbringer*innen im Bereich der physischen und psychischen Gesundheit hatten während der Pandemie mit der Verknappung von Sicherheiten zu kämpfen. Ein guter Zeitpunkt, um über »gesund werden« nachzudenken.

Gesund werden bedeutet mehr als nur für unseren Körper zu sorgen, obwohl das auch dazugehört. Es ist ein Prozess, in dem wir uns mehr und mehr bewusst werden, dass Lebensqualität dem körperlichen und geistigen Wohlbefinden Vorrang einräumt. Das entspricht einer PTBS-freien Umgebung.

EMDR hat sich auf diese ständig wachsende Nachfrage nach psychischen Behandlungen eingestellt, indem es Kliniker*innen mit Ergebnissen versorgt, die Pathologien umfassen, die sowohl innerhalb als auch außerhalb der Posttraumatischen Belastungsstörung (PTBS) liegen, dem ursprünglichen Schwerpunkt von EMDR. Jüngste Studien zeigen positive, manchmal überraschende Ergebnisse bei Klient*innen, die etwa an Psychosen, Stimmungsstörungen, Zwangsstörungen oder chronischen

Schmerzen leiden, was Kliniker*innen dazu veranlasst, EMDR als transdiagnostischen Ansatz anzuerkennen.

Um dieser Ausweitung gerecht zu werden, haben Kliniker*innen und Forscher*innen Protokolle entwickelt und das Standardprotokoll, die standardisierte Vorgehensweise in der EMDR-Behandlung, an die spezifischen Bedürfnisse dieser Klient*innen angepasst. EMDR ist flexibel genug, um die emotionalen Anforderungen nicht nur von erwachsenen Personen, sondern auch von Teenagern, Kindern und Gruppen zu erfüllen. Die neurobiologische Perspektive geht Hand in Hand mit der Beziehungstherapie, da Klient*innen mit komplexeren Störungsbildern EMDR als Therapie ihrer Wahl anfordern.

Das Therapiemodell der adaptiven Informationsverarbeitung (AIP) hat auch Raum für die Entwicklung robusterer Formen der Fallkonzeptualisierung und Behandlungsplanung geschaffen, die die Organisation der therapeutischen Arbeit der Kliniker*innen verbessern und den Klient*innen die Möglichkeit geben, über die Behandlung Rechenschaft abzulegen: eine ständige Neubewertung der aufbereiteten Inhalte.

Eine jüngste (2023) Aktualisierung der Richtlinien für psychische Gesundheit, die von der Weltgesundheitsorganisation (WHO) und anderen psychosozialen Einrichtungen aus verschiedenen Ländern herausgegeben wurden und EMDR empfehlen, zeigt, dass dieser evidenzbasierte therapeutische Ansatz auf dem Vormarsch ist, ebenso wie die Telemedizin, die auch ein Vehikel für EMDR-Therapie, -Supervision und -Ausbildung sein kann. Unsere Lernkurve im virtuellen Raum ist erstaunlich und übersteigt die bisherigen geografischen Barrieren.

Bei all diesen Übergängen, die wir durchlaufen haben, mit unterschiedlichen Graden von Resilienz und posttraumatischem Wachstum, hilft uns ein Buch wie *Gesund werden mit EMDR* dabei, Informationen zu sammeln, Psychoedukation zu betreiben, mehr über EMDR zu lernen und in der Zeit erstarrte Sichtweisen zu hinterfragen.

Konstantina ist eine gute Freundin, obwohl wir auf verschiedenen Kontinenten leben und sehr unterschiedliche Leben führen. Im Jahr 2014 hielt ich auf einer EMDR-Konferenz in Edinburgh einen Vortrag über die transgenerationale Weitergabe von Traumata. Gleich nach dem Vortrag kam sie auf mich zu und stellte sich mir vor. Wir fanden gemeinsame Interessen an EMDR, und seitdem verfolge ich ihre akademischen Schritte in ihrem Bemühen, EMDR einem breiteren Publikum zugänglich zu machen, inspiriert von Francine Shapiros Traum, dass EMDR eine zeiteffiziente Behandlung für Klient*innen ermöglicht, die an PTBS und deren verbreiteten Folgen leiden. Ich bin sehr froh, an diesem Projekt beteiligt zu sein. Ich bin sehr froh, dass Konstantina dieses Projekt vorangetrieben hat.

Dr. André Maurício Monteiro

EMDR Institute Trainer of Trainers,
EMDR Alliance for Latin America
and the Caribbean Trainer of Trainers,
EMDR Europe Senior Trainer,
President of the EMDR Brazilian Association

Geleitwort von Frederik A. Verburg

Das Schreiben von Lehrbüchern stellt eine schwierige Aufgabe dar. Dies ist bereits der Fall, wenn die Zielgruppe Personen sind, die im gleichen Fachbereich tätig sind und die die gleiche Fachsprache genauso gut beherrschen wie man selbst.

Noch schwieriger ist es, ein umfassendes Lehrbuch zu schreiben für Personen, die auf dem eigenen Fachgebiet Laien sind. Erst hier, wo man sich nicht mehr hinter fachspezifische Sprache verstecken kann, zeigt sich, ob man das Thema wirklich verstanden hat – frei nach dem Zitat von Albert Einstein: »Wenn du es nicht einfach erklären kannst, hast du es nicht gut genug verstanden«.

An diesem Zitat gemessen, kann ich nach Lesen des Buches »Gesund werden mit EMDR« voller Überzeugung sagen, dass Anna-Konstantina Richter das Thema EMDR nicht nur vollumfänglich verstanden hat, sondern auch die Kunst beherrscht, ein wirklich schwieriges Thema auf ganz einfache Weise zu erklären.

Ich habe Anna-Konstantina Richter kennen lernen dürfen während meiner Zeit als Hochschullehrer für Experimentelle Nuklearmedizin an der Universität Marburg (2016–2020). Hier habe ich sie als außerordentlich fähige Psychotherapeutin kennengelernt. Sie hat die Methodik des EMDR nicht nur bei Traumen im engeren Sinn angewandt, sondern auch bei Personen in psychischer Not, eher basierend auf Ängsten im breiteren Sinn. Hiermit hat Sie hervorragende Behandlungsergebnisse erzielt. Auch wenn man als Nuklearmediziner im Alltag nicht oft mit dem Thema »Trauma« zu tun hat, haben Ihre Methode und Behandlungsergebnisse mich sehr beeindruckt.

Ich bin deshalb auch hoch erfreut, dass unser Kontakt nach meinem Wechsel an die Erasmus Universität Rotterdam erhalten bleiben konnte. Ich habe stets mit großem Interesse ihr Wirken verfolgt – Ihre Lust zum Schreiben über und Enthusiasmus für die Methode EMDR ist nahezu ansteckend, und sie hat inzwischen ein großes Oeuvre von Fachbücher aufgebaut. Ich fühle mich geehrt, dass Anna-Konstantina Richter mich nun gebeten hat, ein Begleitwort zu Ihrem neuen Buch zu schreiben.

Fachinhaltlich kann ich natürlich nur beschränkt urteilen über dieses Buch. Als geborener Niederländer stellt die deutsche Sprache zudem eine zusätzliche Schwierigkeit dar. Ich habe dann auch versucht, es mit dem Blick des Patienten in mir (wie er in jeder Person anwesend ist) zu lesen.

Das Buch kennzeichnet sich durch ein angenehmer Schreibstil, der das Lesen wirklich einfach macht. Das Buch erzählt eindrucksvoll, wie die Methode erstmals entdeckt und dann weiter entwickelt und verbreitet wurde. Obwohl das Verstehen der Behandlungsmethode EMDR doch ein Wissen über und Verstehen von einigen schwierigen Konzepten voraussetzt, werden diese für jede Person verständlich erklärt. Die Abläufe werden klar dargestellt und die Praxis der EMDR-Behandlung wird mit zahlreichen Beispielen illustriert.

Am Ende des Buches angekommen, verbleibt mir als relativer psychologischer Laie der Eindruck, dass ich nicht nur vieles gelernt habe über eine mir fachfremde Methode, sondern auch über die Krankheitsbilder, bei denen diese Methode angewandt wird. Das Buch »Gesund werden mit EMDR« hinterlässt bei einem das Gefühl, dass man diese komplexe Methode derart gut verstanden hat, dass man es auch als Laie fast (aber gerade nicht) selbst ausüben könnte – und macht mir als Arzt Lust, mehr über diese Methode wissen zu wollen und zu schauen, ob Elemente hiervon nicht auch in meiner eigenen Patientenbehandlung angewandt werden können.

Ich bin mir sicher, es wird jeder Person, die dieses Buch zur Hand, nimmt ähnlich ergehen. Für Personen, die einfach mehr über die Methode wissen wollen – sei es Laien oder psychologische Fachpersonen – wird dieses Buch eine wertvolle Quelle der Information über EMDR darstellen. Für jede Person, die eine Behandlung mittels EMDR erwägt oder sich bereits unterzieht, wird dieses Buch eine große Unterstützung in der Vorbereitung auf oder eine informationsreiche Begleitung bei der Behandlung sein.

Prof. Dr. Dr. med. Frederik A. Verburg,

Hochschullehrer für Translationale Nuklearmedizin,
Erasmus University Medical Center, Rotterdam

Vorwort

Wer Traumata erlebt hat, muss nicht an einer Traumafolgestörung erkranken. Oftmals schafft es die Seele, sich spontan vom Erlebten zu erholen.

Für Menschen, bei denen es zu Traumafolgestörungen kommt, besteht in Deutschland nicht nur das Problem, dass sie auf ein Gesundheitssystem treffen, in dem es für psychotherapeutische Behandlungen oft zu langen Wartezeiten kommt; eine Hürde ist auch, dass die Behandlung von Traumafolgestörungen oftmals therapeutisches Wissen benötigt, das über die psychotherapeutische Grundausbildung hinausgeht. Dies bedeutet, dass Traumatherapeut*innen für die Behandlung etlicher traumatisierter Menschen Spezialausbildungen benötigen. Diese Spezialist*innen zu identifizieren und zu finden, gegebenenfalls ohne dass man als Betroffene*r weiß, nach welchen Begriffen man wo suchen soll, macht die Suche nach dem richtigen Psychotherapieplatz nicht leichter. Dies ist meine Erfahrung, wenn ich mit Anrufer*innen spreche, die meine Privatpraxis kontaktieren und denen ich dann zum Beispiel Auskünfte dazu gebe, wo sie als Kassenpatient*innen auf der Suche nach Psychotraumatolog*innen Hilfe bekommen.

In jeder Psychotherapie kann etwas schiefgehen: Es kann sich nach einem Erstgespräch herausstellen, dass man doch nicht so gut zusammenpasst, dass man doch kein so gutes Team ist. Es kann zu unlösbaren Konflikten (im Gegensatz zu den lösbaren) und auch zu Kränkungen oder Verletzungen kommen. Bei Patient*innen mit Traumafolgestörungen kommt noch die Schwierigkeit dazu, dass eine Behandlung nicht retraumatisieren sollte. Das bedeutet, dass man als Betroffene*r nicht wieder von den im Zusammenhang mit dem Trauma stehenden Gefühlen geflutet werden sollte, und darauf müssen gute Traumatherapeut*innen achten.

Dieser Ratgeber soll Betroffenen und Angehörigen dabei helfen, sich über die Therapieplatzsuche, Beratungsmöglichkeiten, psychotherapeutische Behandlungen, die Finanzierung von psychotherapeutischen Behandlungen und Selbsthilfemöglichkeiten zu informieren, und zwar mit dem Schwerpunkt EMDR. EMDR steht für Eye Movement Desensitization and Reprocessing und ist eine in Deutschland seit 2015 bei gesetzlichen Krankenkassen zugelassene Psychotherapiemethode, die sich durch hohe Wirksamkeit auszeichnet. Sie kann dazu führen, dass einem ein erlebtes Trauma sehr gleichgültig wird und man eine wohltuende Distanz dazu verspürt. Eine meiner Patient*innen sagte dazu auch: EMDR bewirke ein Happy End für etwas, das kein Happy End hatte.

Bevor Sie weiterlesen, möchte ich kurz festhalten, wem mein Dank gilt und wer mich beim Verfassen dieses Ratgebers unterstützt hat. Dies ist ein Buch, das aus Mittelhessen kommt, also einer Region zwischen Frankfurt am Main und Kassel, dort, wo zwei alte Universitätsstädte an der Lahn Nachbarinnen sind, Gießen und Marburg. Ich danke zunächst dem Verleger des Psychosozial-Verlags in Gießen, Herrn Johann Wirth, für seine Einladung an mich, Bücher in seinem Hause zu verlegen. Seiner Einladung folgte ein langes Treffen in seinem Verlag, in dem wir Zeit hatten, uns kennenzulernen und uns persönlich zu verstehen. Ich fuhr 30 Kilometer zurück nach Marburg, wo ich Patient*innen behandle und Kolleg*innen ausbilde, und schrieb dieses Buch. Dabei half mir moralisch mein Ehemann Khaled Mohi Ragab Mohamed unter anderem mit der ein oder anderen Tasse arabischen Kaffees, und er kam auch meiner Bitte nach, sich auf Fotos für die Leser*innen zu zeigen, die Schritte der EMDR-

Arbeit visuell veranschaulichen. Ich danke meinem Freund, dem EMDR-Trainer Dr. André Maurício Monteiro aus Brasilia, und Prof. Dr. Dr. med. Frederik A. Verburg aus Rotterdam dafür, dass sie das Manuskript gelesen haben und ihre eigenen Eindrücke bezüglich des Manuskripts für Patient*innen in Form von Geleitworten notiert haben.

Den Leser*innen, die von Traumatisierung betroffen sind, wünsche ich viel Erfolg, persönliche Heilung und gute Besserung! Ich hoffe, mit diesem Ratgeber einen kleinen Beitrag dazu zu leisten.

Anonymisierte Fallbeispiele habe ich mit dem Zusatz ⚠ *Triggerwarnung* und dem Thema des Falls versehen, sodass Sie gegebenenfalls über den Kasten mit dem Fallbeispiel hinweglesen können.

Marburg im September 2023
Anna-Konstantina Richter

Selbstvorstellung der Autorin

Wenn Sie dieses Buch lesen, sind Sie möglicherweise in Ihrem Leben von Traumatisierung betroffen gewesen. Menschen, die traumatisiert wurden, haben oftmals zu Recht ein Vertrauensproblem. Deshalb möchte ich mich Ihnen erst einmal vorstellen und Ihnen Rede und Antwort stehen, weshalb ich mir erlaube, einen Ratgeber bezüglich EMDR und Traumatisierung zu schreiben.

Ich bin in Marburg (Hessen) seit 2017 in eigener Privatpraxis niedergelassene Psychologische Psychotherapeutin. Daneben betreibe ich mit meinem Mann Khaled Mohi Ragab Mohamed ein Beratungs- und Weiterbildungszentrum mit dem Schwerpunkt EMDR. Ich arbeite verhaltenstherapeutisch und bin seit 2009 zertifizierte EMDR-Therapeutin und seit 2017 EMDR-Supervisorin sowie verhaltenstherapeutische Supervisorin und Selbsterfahrungsleiterin.

Ich wurde 1967 in Offenbach am Main geboren, hatte eine deutsche Mutter und einen griechischen Vater. Aufgewachsen bin ich in Schleswig-Holstein und in Frankfurt am Main, wo ich mein Abitur gemacht habe. In der Wartezeit auf meinen Studienplatz war ich bei Privatbanken in Frankfurt am Main als Sekretärin/Assistentin tätig und habe dann als Mutter einer damals fünfjährigen Tochter in Marburg Psychologie studiert. Gejobbt habe ich in der Klinik für Psychosomatik in Marburg als studentische Hilfskraft in Trauma-Forschungsprojekten (z. B. zum Befinden unserer Soldat*innen auf dem Balkan). Nach meinem Diplom war ich in der Erwachsenenbildung tätig und habe dann in Frankfurt meine Verhaltenstherapie-Ausbildung gemacht. Dort war ich in der Klinik Hohe Mark in Oberursel (Taunus) tätig – zehn Jahre, nachdem EMDR dort eingeführt worden war. Dort lernte ich EMDR und war 13 Jahre lang in eigener Privatpraxis in Friedberg (Hessen) niedergelassen, bevor ich nach Marburg, meine Wahlheimat, zurückkehrte.

Ich habe verschiedene Fachartikel und bis jetzt fünf Bücher über EMDR verfasst und bin Dozentin in Seminaren zu Traumatisierungen und EMDR.

In meiner Freizeit schwimme ich gern, gehe ins Fitnesscenter, lese oder schaue Filme und Serien. Außerdem liebe ich Boot fahren auf der Lahn und auf dem Edersee, gehe gern in der Altstadt von Marburg in Cafés und Restaurants und lerne gerade Arabisch.

Dieses Buch möchte ich in Zukunft gern meinen Patient*innen geben, mit denen ich eine EMDR-Behandlung mache. Wenn wir uns nicht persönlich kennenlernen: Schön, dass wir uns hier im Buch begegnen!

1 Traumatisierung – was ist das?

1.1 Von der Belastung zur Traumatisierung: Traumafolgestörungen

Das Wort »Trauma« stammt aus dem Griechischen – *trauma* bedeutet »Wunde«. Die Mehrzahl lautet wegen der griechischen Pluralbildung Traumata. Der Begriff »Traumatisierung« mag im aktuellen Sprachgebrauch eine gewisse Inflation erleben, ebenso der Begriff »getriggert werden«, was im Zusammenhang mit Traumatisierung bedeutet, dass aktuelle Ereignisse belastende Reaktionen bezüglich einer erlebten Traumatisierung auslösen. Jedoch ist nicht jede erlebte Belastung ein Trauma und nicht jedes Erleben einer Traumatisierung hat Traumafolgestörungen zur Folge.

Traumafolgestörungen entwickeln sich dann, wenn traumatische Erfahrungen nicht verarbeitet wurden. Während einer Traumatisierung können im Gehirn Prozesse stattfinden, die es verhindern, dass das Erlebte im Langzeitgedächtnis gespeichert wird. Das bedeutet, dass Erinnerungen in der Folge nicht als vergangen, sondern als gegenwärtig passierend wahrgenommen werden.

Für Betroffene bedeutet das also zunächst, dass ungewollt immer wieder Erinnerungen an traumatische Ereignisse hochkommen können. Wir sprechen von Traumata, die posttraumatische Symptome hervorrufen können, bei folgenden Erlebnissen (die Liste habe ich dem Diagnostischen Interview bei psychischen Störungen, kurz DIPS, von Margraf et al., 2021, entnommen):

- körperlicher Angriff im Erwachsenenalter
- körperliche Misshandlung im Kindesalter
- sexuelle Gewalt im Erwachsenenalter
- sexuelle Grenzüberschreitung oder Missbrauch im Kindesalter
- Naturkatastrophe (z. B. schweres Erdbeben, Hurrikan, Tsunami)
- Feuer, Explosion
- schwerer Verkehrsunfall
- schwerer anderer Unfall (z. B. zu Hause oder in der Freizeit)
- Bedrohung mit einer Waffe
- Kampfhandlungen oder Aufenthalt in einem Kriegsgebiet
- Gefangenschaft (z. B. Geiselnahme, politische Gefangenschaft)
- lebensbedrohliche Krankheit
- berufliche Konfrontation mit grausamen Details (z. B. auf Bildern oder in Videoaufnahmen)

Im Diagnosekatalog der Weltgesundheitsorganisation, dem sogenannten ICD-11[1], wird mittlerweile unterschieden zwischen einer Posttraumatischen Belastungsstörung, kurz PTBS, und einer komplexen Posttraumatischen Belastungsstörung (kurz kPTBS). Diese sind wie in Tabelle 1 dargestellt definiert. Um die Diagnose stellen zu können, muss aus jeder Beschwerdegruppe mindestens eines von zwei Kriterien erfüllt sein.

1 ICD steht hierbei für International Statistical Classification of Diseases and Related Health Problems, zu Deutsch: internationale statistische Klassifikation von Krankheiten und verbundenen Gesundheitsproblemen. Die Elf steht hierbei für die mittlerweile elfte Version des Kataloges.

Tab. 1: Beschwerden einer PTBS bzw. einer kPTBS, auf der Grundlage des ICD-11 der WHO

Gruppe an Beschwerden	Beschreibung
PTBS:	
auslösendes traumatisches Ereignis	sehr bedrohliches oder schreckliches Ereignis oder eine Serie von Ereignissen; bei kPTBS: meist langanhaltende oder wiederholte Ereignisse, aus denen eine Flucht schwierig oder unmöglich ist (z. B. Folter, Sklaverei, wiederholte sexuelle oder körperliche Gewalt)
Wiedererleben der traumatischen Situation(en)	(1) eindringliche Erinnerungen, sogenannte Flashbacks oder (2) Alpträume, meist in Verbindung mit emotionaler Belastung oder physischen Reaktionen
Vermeidung	Vermeidung von (1) Gedanken und Erinnerungen, (2) Aktivitäten, Situationen und Personen, die an das Ereignis erinnern
Übererregung	(1) Wahrnehmung anhaltender Bedrohung oder (2) erhöhte Schreckhaftigkeit
Beeinträchtigung	funktionale Beeinträchtigung in persönlichen, familiären, sozialen oder anderen Bereichen
zusätzlich zur Diagnose der kPTBS:	
Schwierigkeiten der Emotionsregulation	(1) erhöhte Reizbarkeit und Wut oder (2) verminderte soziale Schwingungsfähigkeit
verändertes Selbstbild	anhaltendes negatives Selbstbild, das dazu führt, dass die Person sich als beschädigt oder wertlos wahrnimmt, oder (2) tiefgreifende und anhaltende Gefühle von Scham, Schuld und Versagen
interpersonelle Schwierigkeiten	anhaltende Schwierigkeiten (1) Beziehungen aufrechtzuerhalten oder (2) sich anderen nahe zu fühlen

1.2 Traumatisierungen bei anderen psychischen Störungen

Abgesehen von den oben genannten Kriterien für eine PTBS gibt es auch andere Formen von Traumatisierung, die zu Beschwerden führen. So weiß man, dass Traumatisierungen im Bereich von zwischenmenschlicher Bindung zu chronischer Depression führen können (Hofmann et al., 2020). Andere erlebte Belastungen in Schule oder Gruppen in Form von Mobbing können zur sozialen Phobie führen (Richter, 2019). Erschreckende Erfahrungen in Menschenmengen, zum Beispiel bei Konzerten, können zu Klaustrophobie führen, einer Form der Agoraphobie, also Ängsten im Zusammenhang mit Örtlichkeiten, an denen eine Panikattacke befürchtet wird. Zwar wird der Begriff Traumatisierung zuweilen inflationär, also auch zu Unrecht benutzt, aber eine Traumatherapeut*in wird dann hellhörig werden, wenn jemand nach einem belastenden Ereignis schildert, dass es sich noch so anfühlt, als ob es heute geschehen wäre, und dass immer wieder belastende Erinnerungen an das Ereignis oder Thema auftauchen. Daher werden seit Jahren auch Studien über die Wirksamkeit von EMDR nicht nur bei Posttraumatischer Belastungsstörung durchgeführt, sondern auch bei Depressionen, Panikstörung, Schmerzstörung, Essstörungen, spezifischen Phobien und vielen anderen Krankheitsbildern (eine Übersicht dazu findet sich bei Richter, 2023, S. 45–53).

2 EMDR – was ist das?

EMDR steht für Eye Movement Desensitization and Reprocessing. Das bedeutet auf Deutsch Desensibilisierung und Verarbeitung durch Augenbewegungen. In verschiedenen psychologischen Theorien schrieb man Augenbewegungen eine große Bedeutung zu (siehe hierzu z. B. Keller & Revenstorf, 1996), aber erst der US-Amerikanerin Francine Shapiro gelang der Nachweis, dass Augenbewegungen eine bedeutsame Wirkung auf seelische Beschwerden haben können. Mittlerweile wurde untersucht, dass auch andere Formen der Stimulation eine Besserung seelischer Beschwerden zur Folge haben können: Auch durch Klopfen auf die Haut, vibrierende Pulsatoren in den Händen oder Kopfhörer mit abwechselnd ertönenden Geräuschen können seelische Beschwerden verarbeitet werden. Daher schrieb Francine Shapiro, nachdem die Forschung zu EMDR weiter vorangeschritten war, dass sie die EMDR-Methode heute anders nennen würde, es aber nun bei der Bezeichnung belasse (nachzulesen bei Shapiro, 1995).

2.1 Wie EMDR entdeckt wurde

1987 soll Francine Shapiro die heilende Wirkung von Augenbewegungen entdeckt haben (nachzulesen auch bei Maxfield, 2009), und 1988 wurde ihre Doktorarbeit in Kalifornien mit einer Untersuchung zum Thema angenommen: Sie hatte 22 traumatisierte Personen jeweils mit einer Sitzung Augenbewegungsbehandlung behandelt, und nach diesen Sitzungen ging es den Studienteilnehmer*innen besser bezüglich der belastenden Erinnerungen (Shapiro, 1988).

Wie Francine Shapiro auf diese weitreichende Entdeckung gestoßen ist, wird aufgrund ihrer Vorgeschichte verständlicher: Sie stammt aus New York und war dort Lehrerin für englische Literatur, die dabei war, in diesem Fach ihre Doktorarbeit zu verfassen. Dann erkrankte sie an Krebs und krempelte ihr Leben um. Sie brach ihre Doktorarbeit ab und zog nach Kalifornien. Beruflich interessierte sie nun mit etwa 40 Jahren vielmehr, wie Menschen wieder gesund werden. Sie informierte sich über verschiedene psychologische Themen und hatte zunächst vor, NLP (kurz für Neurolinguistisches Programmieren) weiterzuverbreiten. Daher war sie um 1985 herum Direktorin des Human Development Institutes in Kalifornien (Shapiro, 1985). Sie selbst berichtet, dass ihr in ihrer weiteren Entwicklung 1987 bei einem Spaziergang in einem Park aufgefallen sei, dass sich ihre Stimmung verbesserte, als sie ihre Augen bewegte. Dies passierte, als sie Lichtstrahlen mit den Augen folgte, die durch die Bäume im Park schienen. Shapiro schreibt dazu in eigenen Worten:

> »Davon war ich so fasziniert, dass ich versuchte, dem Phänomen durch genaue Beobachtung auf die Spur zu kommen. Ich merkte schließlich, dass immer dann, wenn mir belastende Gedanken kamen, meine Augen spontan anfingen, sich sehr schnell in einer Diagonale hin- und her zu bewegen. Danach verschwanden die Gedanken, und wenn ich sie mir bewusst vergegenwärtigte, war der mit ihnen verbundene negative Affekt stark verringert. Nachdem ich dies festgestellt hatte, fing ich an, die Augenbewegungen absichtlich zu vollführen, während ich mich jeweils auf bestimmte belastende Gedanken und Erinnerungen konzentrierte. Auch bei diesem absichtlichen Einsatz der Augenbewegungen verschwanden die betreffenden Gedanken und verloren ihren belastenden Charakter« (Shapiro, 1998, S. 29).

Um eine Therapie zu verbreiten, kann man verschiedene Wege gehen. So kann man Therapiemethoden schulen, ohne dass eine Wirksamkeit anerkannt wurde (wie dies zum Beispiel bei NLP und vielen anderen Methoden der Fall ist). Wenn man möchte, dass eine Therapie innerhalb eines Gesundheitssystems und von Verbänden und Organisation anerkannt wird, zum Beispiel auch im Hinblick auf die Erstattung von Kosten durch Versicherungen, dann müssen wissenschaftliche Studien die Wirksamkeit der Therapie zeigen. Diesen Weg ist Francine Shapiro zunächst gegangen, und sie veröffentlichte 1989 nicht nur die Ergebnisse ihrer Doktorarbeit, sondern auch die einer Fallstudie, in der sie über die erfolgreiche Behandlung einer Patientin nach einer Vergewaltigung berichtete (Shapiro, 1989a; 1989b). Ein renommierter Forscher, Joseph Wolpe, der Vater der systematischen Desensibilisierung zur Angstbehandlung, erfuhr davon. Er wendete die Methode ebenfalls an und veröffentlichte im Jahr 1991 ebenso einen Artikel über seinen Fall (Wolpe & Abrams, 1991). Es folgten viele weitere Studien mit mehr Teilnehmer*innen, die noch strengeren wissenschaftlichen Kriterien folgten, sowie Untersuchungen, die die Studien dahingehend analysierten, ob von einer Wirksamkeit der Methode für viele Menschen ausgegangen werden kann. So stellte sich heraus, dass EMDR bei der Traumabehandlung mindestens so wirksam ist wie die kognitive Verhaltenstherapie (z. B. Seilder & Wagner, 2006).

Daher wurde EMDR nach und nach weltweit anerkannt und für die Behandlung der Posttraumatischen Belastungsstörung empfohlen, unter anderem im Jahr 2013 von der WHO (World Health Organization, zu Deutsch die Weltgesundheitsorganisation), die EMDR für die Behandlung der Posttraumatischen Belastungsstörung bei Kindern, Jugendlichen und Erwachsenen anerkannt hat. Seit 2015 kann eine EMDR-Behandlung im deutschen System der gesetzlichen Krankenversicherungen bezahlt werden (nachzulesen in der aktuellen Version der Psychotherapie-Richtlinie: G-BA, 2021).

2.2 Warum EMDR funktioniert

Dass EMDR eine sehr wirksame Form der Psychotherapie ist, war seit 1989 in der psychotherapeutischen Forschung Thema. Aber warum EMDR wirkte, war lange Zeit ein Feld der Spekulationen – bis 2019. In diesem Jahr erschien der Artikel einer koreanischen Forschergruppe, die den Wirkmechanismus von EMDR bezüglich der Augenbewegungen erforscht hatte (nachzulesen bei Baek et al., 2019).

Untersucht wurden Mäuse, denen antrainiert worden war, dass einem Ton ein Stromschlag folgt. Die Mäuse reagierten daraufhin mit Schockstarre auf den Ton, auch wenn noch kein Stromschlag erfolgte oder gar keiner mehr kam. In der Untersuchung wurde nun verändert, dass nach dem Ton eine Reihe von Lämpchen aufleuchtete, denen die Mäuse mit den Augen folgten. Daraufhin erfolgte bei den Mäusen *keine* Schockstarre mehr.

Die Gehirne dieser Mäuse wurden darauf hin untersucht, was die Augenbewegungen für Auswirkungen hatten: Man konnte sehen, dass durch die Augenbewegungen ein Bereich im Gehirn stimuliert wurde, der ein Signal an eine zentrale Schaltstelle sendete. Von dort aus wurde eine Nachricht zum Angstzentrum im Gehirn, der Amygdala (zu Deutsch Mandelkern), gesendet, und die Folge war eine Verringerung von Angstreaktionen. Dies erklärt, weshalb die Mäuse nicht mehr in eine Schockstarre verfielen, nachdem sie ihre Augen entlang der Lämpchen bewegt hatten (nachzulesen bei Spitzer, 2019).

3 Der Ablauf einer EMDR-Behandlung

3.1 Diagnostik und Ermittlung der Therapieziele (Phase 1)

Zur Vorbereitung einer wirksamen und gut verträglichen Psychotherapie empfiehlt sich eine gründliche Diagnostik. Diese sollte Behandler*innen die Informationen liefern, die sie benötigen, um die Behandlung so planen zu können, dass Patient*innen die Psychotherapie möglichst beschwerdefrei beenden können. Wichtig ist aber auch, gerade bei der Behandlung von Traumatisierungen, dass die Behandlung gut verträglich ist. Was vermieden werden soll, ist nämlich eine sogenannte Retraumatisierung, das heißt, so mit belastenden Erinnerungen in Kontakt zu kommen, dass eine Überflutung mit Gefühlen der Angst, Hilflosigkeit oder Scham erfolgt. Der Umgang mit belastenden Erinnerungen in einer Traumatherapie sollte so sein, dass sich Betroffene im Hier und Jetzt möglichst sicher fühlen und sich nicht zurückversetzt fühlen in eine traumatische Situation. Betroffene brauchen daher etwas Geduld, damit Behandler*innen in der Diagnostik alle für eine gute Therapieplanung erforderlichen Informationen erhalten. Sofern eine ambulante Psychotherapie von Krankenversicherungen bezahlt werden soll, muss ab einem bestimmten Zeitpunkt auch ein anonymisierter Bericht an eine externe Gutachter*in erstellt werden, der Informationen über Patient*innen, die Diagnostikergebnisse und den Therapieplan beinhaltet. Der Therapieplan wird aus Gründen der Qualitätssicherung von der Gutachter*in geprüft, und in den meisten Fällen werden die beantragten Psychotherapien bewilligt.

Die einzelnen Bestandteile der Diagnostik und Vorbereitung einer Traumabehandlung werden im Folgenden vorgestellt.

3.1.1 Überblick über das bisherige Leben

Ihre Psychotherapeut*in wird Ihnen Fragen über Ihr bisheriges Leben stellen, um Sie besser kennenzulernen und die geplante Psychotherapie an Sie anpassen zu können. Denn es geht darum, dass dies Ihre individuelle Therapie ist – sonst könnten Sie auch einen Ratgeber lesen. Ratgeber können hilfreich sein, sind aber nicht auf Sie persönlich abgestimmt.

Psychotherapeut*innen nennen dies die Erhebung der biografischen Anamnese (z. B. Gravemeier, 2003). Der Begriff Anamnese kommt aus dem Griechischen und bedeutet in diesem Zusammenhang »Vorgeschichte einer Krankheit«. Dabei können Fragen zu folgenden Themen auftauchen:

- die eigenen Kindheit, der Gesundheitszustand als Kind und wichtige Vorkommnissen in der Kindheit wie zum Beispiel der Verlust etwaiger wichtiger Bezugspersonen
- Eltern, wie man erzogen wurde, wie die Beziehung zu den Eltern und etwaigen Geschwistern war, ob es wichtige Informationen zur Familiengeschichte und weiteren Familienmitgliedern gibt
- Schulzeit, Beziehungen zu Mitschüler*innen und Lehrer*innen
- Berufsausbildung, Beziehungen zu Kolleg*innen und Ausbilder*innen
- berufliche Laufbahn
- Partnerschaften und sexuelle Beziehungen, eigene Kinder
- jetzige Lebenssituation, z. B.: aktuelle Wohnsituation, ob

man Kontakt zu Freund*innen, Eltern und Kindern hat, wie die jetzige Arbeitssituation ist

Für eine Traumabehandlung können hier schon wertvolle Informationen über erlebte Belastungen, aber auch über Ressourcen gesammelt werden. Ressourcen, also Stärken, Fähigkeiten und Kraftquellen, können sein, wie man im Leben Krisen überstanden hat, welche unterstützenden Menschen es im Leben gab, welche eigenen Stärken man hat. Diese Informationen über Ressourcen können im Stabilisierungsteil einer ambulanten Traumatherapie genutzt werden (siehe Kap. 3.2.2).

3.1.2 Diagnostische Interviews

Eine gründliche psychologische Diagnostik beinhaltet auch die Arbeit mit diagnostischen Interviews. Dies bedeutet, dass Patient*innen mit einem Fragenkatalog nach mehr Beschwerden befragt werden, als sie spontan angeben. Es soll also festgestellt werden, ob zusätzlich zu den im Erstgespräch berichteten noch weitere seelische Beschwerden bestehen. Hintergrund ist, dass manche Beschwerden nicht berichtet werden, weil aus Scham vermieden wird, darüber zu sprechen. Es kann außerdem sein, dass Betroffene angsteinflößende Situationen seit Jahren vermeiden und sie deshalb die Beschwerden gar nicht mehr erleben.

⚠ *Triggerwarnung: Ängste vor Örtlichkeiten*

> Fallbeispiel: Rita
> Rita ging bis zu ihrer Schwangerschaft gern auf Stadtfeste oder Märkte. Dann erfuhr sie in den Nachrichten von einem Großschadensereignis, bei dem es in einem Fußballstadion zu einer Massenpanik gekommen war und etliche Fußballfans zu Tode getrampelt worden waren. Als Rita während ihrer Schwanger-

schaft mit mittlerweile größer gewordenem Bauch bei einem Stadtfest in einer Menschenmenge war und es enger wurde, erlebte sie Panik. Seither vermied sie Menschenansammlungen, weshalb sie seit über 20 Jahren keinen Panikanfall mehr hatte und die Thematik im Erstgespräch bei der ambulanten Psychotherapie von sich aus gar nicht ansprach. Im Laufe des diagnostischen Interviews wurde jedoch klar, dass Rita alles vermied, was mit Menschenmengen zu tun hatte. Daher überlegte die Psychotherapeutin, ob Rita unter einer Angst vor Örtlichkeiten, einer sogenannten Agoraphobie litt.

Durch das Fallbeispiel wird auch klar, dass die Verwendung eines diagnostischen Interviews Behandler*innen dabei hilft zu überlegen, ob die geschilderten und erfragten Beschwerden bedeuten, dass jemand unter einer psychischen Störung leidet. So kann jemand zum Beispiel von Panik berichten, und es stellt sich die Frage, ob es sich um eine Angststörung handelt, und wenn ja, um welche. Die korrekte Erfassung der vorliegenden Beschwerden, die richtige Einordnung dieser und welche Diagnosen vergeben werden, wirken sich auf den Behandlungsplan aus, da unterschiedliche Beschwerden auch unterschiedlich behandelt werden.

Sofern Menschen seit längerer Zeit erkrankt sind, beispielsweise an einer Posttraumatischen Belastungsstörung, können auch aufgrund der seelischen Belastungen zusätzlich depressive Beschwerden entstanden sein. Etliche Menschen mit Traumafolgestörungen haben mit der Zeit, um mit belastenden Erinnerungen umzugehen, eine Suchtproblematik entwickelt, wobei das Suchtverhalten eine Art Selbsttherapie darstellt: Durch den Missbrauch von Alkohol oder anderen Drogen versuchen sie, unkontrolliert auftauchende belastende Erinnerungen zu unterdrücken. Ein diagnostisches Interview kann also wertvolle Hinweise darüber liefern, ob und wenn ja, welche weiteren seelischen Beschwerden vorliegen. Diese Informationen können dann in den Therapieplan aufgenommen werden.

3.1.3 Störungsspezifische Tests

Psychologische Tests dienen dazu herauszufinden, ob sich geschilderte Beschwerden noch in einem gesunden Normbereich befinden oder ob sie krankheitswertig sind. Auch eignen sie sich gut dazu, Veränderungsmessungen vorzunehmen. Das bedeutet, dass damit auch Verbesserungen oder Verschlechterungen des Befindens gemessen werden können.

Ein beispielhaftes Kriterium aus einem Fragebogen zum Vorliegen einer Posttraumatischen Belastungsstörung kann folgendermaßen lauten: »Immer, wenn ich an das Ereignis erinnert wurde, kehrten die Gefühle wieder« (Beispiel aus der Impact of Event Scale; Horowitz, et al., 1979). Die Anwendung solcher Fragebögen kann beispielsweise gut dafür sein, bei Anträgen an Kranken- oder Unfallversicherungen zu verdeutlichen, wie stark geschilderte Beschwerden sind. Sie können aber auch nützlich dafür sein, nach einer Psychotherapie die erreichte Gesundung zu attestieren, um Gesundheitsfragen bei Versicherungsabschlüssen zu beantworten oder Amtsärzt*innen bei der Verbeamtung zu befragen.

Testergebnisse psychologischer Tests haben auch eine wichtige Funktion in der Planung einer Traumabehandlung mit EMDR. Es gibt verschiedene Arten von EMDR, die in der Therapie gewählt werden können, und welche Art EMDR für Patient*innen wann passend ist, hängt beispielsweise davon ab, wie gut sie ihre Gefühle regulieren können, sich selbst beruhigen können und ob und wie stark sie eine Neigung dazu haben zu dissoziieren.

Mit Dissoziationen sind Beschwerden gemeint, die in einer belastenden traumatischen Situation auftreten können und dazu dienen, ein Trauma besser auszuhalten. Sie können dazu führen, dass Menschen eine Dissoziationsneigung entwickeln, vor allem dann, wenn sie angetriggert werden. Dissoziative Symptome können sich wie folgt zeigen:

- sich fremd im eigenen Körper fühlen (Depersonalisation), zum Beispiel auch durch Erfahrungen, sich von außen zu sehen (Autoskopie)
- Wahrnehmung der Umwelt als unwirklich, fremd oder verändert (Derealisation)
- Erinnerungslücke, ein sogenannter Filmriss (dissoziative Amnesie)
- unerwartetes Weggehen aus der vertrauen Umgebung (dissoziative Fugue)
- dissoziative Starre (dissoziativer Stupor)
- Verlust oder Einschränkung der Bewegungsfähigkeit sowie Koordinationsstörungen (dissoziative Bewegungsstörungen)
- Krampfanfälle, die dissoziativen Ursprungs sind
- verschiedene Persönlichkeitszustände, die das Verhalten der Betroffenen bestimmen (dissoziative Identitätsstörung)

Ein Beispielsatz aus einem Screening zum Vorliegen von Dissoziationen lautet: »Manche Menschen machen die Erfahrung, dass sie in einem Auto fahren und plötzlich merken, dass sie nicht mehr wissen, was während eines Teils oder der ganzen Fahrt passierte. Machen Sie einen Kreis um die Zahl, die angibt, in wie viel Prozent der Zeit Ihnen dies passiert« (Bernstein & Putnam, 1986).

⚠ *Triggerwarnung: sexueller Missbrauch*

Fallbeispiel: Hanna

Hanna erlebte in ihrer Kindheit, dass ihr älterer und körperlich überlegener Pflegebruder sie immer wieder sexuell missbrauchte. Er fädelte den Missbrauch raffiniert ein, indem er erst mit Hanna spielte (z. B. mit Lego) und dann in eine Missbrauchssituation umschwenkte. Hanna sagte immer wieder nein, wurde jedoch vom Pflegebruder teils gezwungen, teils bedroht (»Ich kann dir auch noch mehr wehtun«). In schmerzhaften Phasen des Missbrauchs dissoziierte sie.

Als Erwachsene erlebte Hanna ebenfalls immer wieder Dissoziation, und zwar, wenn sie angetriggert wurde. Das konnte durch Nachrichten über sexuellen Missbrauch passieren, aber auch bei ihrer Arbeit im Bereich mit Kindern und Jugendlichen, wenn diese von Missbrauch berichteten (sowohl als Opfer als auch als Täter). Sie erlebte hierbei Filmrisse in der Art, dass ihr teilweise Stunden ihres Tagesablaufs »fehlten«.

! *Triggerwarnung: Kriegseinsatz*

Fallbeispiel: Michael

Michael war als Soldat mehrfach im Einsatz in Afghanistan. Was er dort erlebte, war für ihn im Nachhinein völlig anders als die theoretischen Vorbereitungen bei Schulungen und Übungen. Er erlebte, wie Menschen Opfer von Explosionen wurden oder auch auf andere Weise zu Tode kamen, was ihn auch Jahre nach dem Einsatz schwer belastete.

Zurück in Deutschland wurde Michael angetriggert, wenn er in der Kaserne Fahrzeuge in Wüstentarnfarbe (also nicht in Grün, sondern in helleren Beige- und Brauntönen aus Einsätzen in Afghanistan oder anderen südlichen Ländern) sah. Wenn er sich mit diesen konfrontieren wollte, um sich daran zu gewöhnen, kam es zu Filmrissen, sodass er sich nicht erinnern konnte, wie er zum Beispiel in einen anderen Raum in der Kaserne geraten war. Auch fand er auf seinem Handy ein aktuelles Foto von sich und einem Fahrzeug in Wüstentarnfarbe, konnte sich aber nicht erinnern, dies aufgenommen zu haben. Einmal fand ein Treffen von Kameraden seiner Einheit statt, und Michael konnte sich nicht entscheiden, ob er von zu Hause aus hinfahren sollte oder nicht, weil er die Belastung nicht einschätzen konnte. Plötzlich stellte er fest, dass er in der Kaserne war. Nur ein Foto einer Blitzers bewies ihm, dass er in die Kaserne gefahren war, und zwar mit deutlich überhöhter Geschwindigkeit.

Wenn ein Dissoziationstest Hinweise darauf gibt, dass Betroffene leicht und viel dissoziieren, wird bei der Traumaverarbeitung eine Phase vorgeschaltet, in der mit den Patient*innen geübt wird, bei der Konfrontation mit traumatischen Erinnerungen nicht zu dissoziieren, sondern sich im Hier und Jetzt sicher zu fühlen, denn: Verarbeitung kann nur in einem sogenannten Toleranzfenster stattfinden. Das bedeutet, dass Betroffene mit einer belastenden Erinnerung in Kontakt gehen können, aber nicht dissoziieren. Hierzu werden Therapeut*innen entsprechende Techniken vorschlagen, die eine Orientierung im Hier und Jetzt ermöglicht.

Beispiel CIPOS-Technik (Knipe, 2008)
CIPOS ist eine Abkürzung für Constant Installation of Positive Orientation and Safety, zu Deutsch: Beständige Verankerung von positiver Orientierung und Sicherheit. Es handelt sich um ein Verfahren, das von Jim Knipe entwickelt wurde. Hierbei wird mit Patient*innen vereinbart, wie viele Sekunden lang sie an eine Belastung denken möchten (zum Beispiel fünf Sekunden) und wie die Reorientierung in die Gegenwart erfolgt. Das kann über das Hin-und-her-Werfen eines Balles mit Therapeut*innen geschehen oder über sogenannte Hirn-Flik-Flaks (z. B. 7 von 100 abziehen), sodass keine Dissoziationen mehr stattfinden.

Beispiel Skills: starke Sinnesreize
Aus der DBT, der Dialektisch-Behavioralen Therapie für die Behandlung der Borderline-Persönlichkeitsstörung nach Marsha Linehan, stammt der Einsatz von starken Sinnesreizen, um Anspannung zu senken und Dissoziationen zu stoppen. Hierbei können starke Gerüche, zum Beispiel mithilfe von Ammoniakampullen oder Pfefferminzöl, starke Geschmacks-

wahrnehmungen wie durch Chilischoten oder Eukalyptusbonbons sowie starke Stimulation der Haut, etwa durch Igelbälle, stachelige Massageringe für die Finger, aber auch Wärmesalbe oder Wärmepflaster, benutzt werden. Auch diese können das Stoppen einer Dissoziation bewirken, wenn Betroffene sich an erlebte Belastungen erinnern.

3.1.4 Das EMDR-Störungsmodell: das AIP-Modell

Exkurs: Was ist ein Störungsmodell?

Damit Therapien von Krankenversicherungen bezahlt werden, müssen wissenschaftliche Nachweise vorliegen, dass diese Therapien wahrscheinlich wirksam sind. Das Wort »wahrscheinlich« taucht deshalb auf, weil Menschen doch recht unterschiedliche Individuen sind. Das heißt, Menschen haben vieles gemeinsam, und doch sind sie unterschiedlich. Daher versuchen Studien über die Wirksamkeit von Therapien herauszufinden, ob die Wahrscheinlichkeit hoch genug ist, um davon auszugehen, dass sie vielen Menschen helfen werden. Garantien gibt es also nicht, kann es nicht geben, sondern es wird mit dem Beginn einer Therapie geschaut, wie die einzelnen Patient*innen als unverwechselbare Individuen auf die Therapiemaßnahmen ansprechen.

Forscher*innen und Behandler*innen versuchen also Voraussagen darüber zu treffen, wie wirksam eine Behandlung ist. Und dazu gehört auch ein Modell darüber, wie eine Behandlungsmethode funktioniert.

Das EMDR-Störungsmodell ist das Modell der angepassten Informationsverarbeitung (im englischen Original: Adaptive Information Processing, kurz AIP-Modell; Shapiro, 1995), und es besteht aus zwei Teilen: Der erste Teil befasst sich damit, wie traumatische Erfahrungen bewirken können, dass die Verarbeitung ins Stocken gerät, und wie die Verarbeitung durch EMDR wieder angeregt wird. Der zweite Teil befasst sich mit der Struktur und Strategie, mit der Traumatisierungen behandelt werden sollen.

Aus Sichtweise der EMDR-Therapie kann die natürliche Verarbeitung belastender Ereignisse ins Stocken geraten, wenn wir uns beim Erleben eines Traumas hilflos fühlen, in Todesgefahr, wenn wir uns schuldig fühlen, minderwertig oder gefangen. Wir bleiben mental, emotional und körperlich in der belastenden Situation stecken. Die Anregung der Verarbeitung durch EMDR-Therapie mittels Augenbewegungen und/oder Stimulation weiterer Sinneskanäle löst die Blockade auf, und von Durchgang zu Durchgang der Stimulation wird belastendes Erinnerungsmaterial aufgelöst und macht Platz für positive Gedanken, Gefühle und Körperwahrnehmungen.

Die Behandlungsstrategie sollte im Blick haben, welche belastenden Ereignisse es in der Vergangenheit gab, wodurch diese in der Gegenwart angetriggert werden und welche auf die Zukunft gerichteten Befürchtungen bestehen.

⚠ *Triggerwarnung: Gewalttat und Autounfall*

Fallbeispiel: Tanja (1)

Tanja ist als Radiomoderatorin tätig und liest dabei auch Verkehrsmeldungen und Nachrichten. Dass bestimmte Nachrichten ihr dabei Probleme bereiten, erklären vergangene Erfahrungen, die sie gemacht hat:

Vergangenheit:

- Tanja hat selbst schwere Verkehrsunfälle erlebt.
- Tanja bezeugte auf einem Festival einen Mord mit einem Messer.

Trigger:

- Nachrichtenmeldungen von Verkehrsunfällen
- achrichtenmeldungen von Gewalttaten

Zukunftsbefürchtungen:
- wieder in einen Unfall verwickelt werden
- wieder Zeugin einer Gewalttat werden

Behandler*innen erheben auch, wie belastend sich diese Ereignisse, Trigger und Zukunftsbefürchtungen auf einer Skala von 0 (= neutral) bis 10 (= maximal vorstellbare Belastungen) anfühlen. Diese Skala stammt aus der Therapie von spezifischen Ängsten mittels systematischer Desensibilisierung nach Joseph Wolpe (Wolpe, 1969).

Gründliche EMDR-Behandler*innen werden mittels dieser Struktur Belastungen ihrer Patient*innen ermitteln und diese einzelnen Punkte des dreigliedrigen Ansatzes des AIP-Modells (Vergangenheit, Gegenwart und Zukunft) abarbeiten, um Beschwerdefreiheit zu erreichen.

Ein viertes Element zur Erhebung von Belastungen kann darin bestehen, solche zu ermitteln, die nicht die Patient*innen, sondern deren Vorfahren erlebt haben (siehe z. B. bei Monteiro, 2019), wie das folgende Beispiel zeigt:

! *Triggerwarnung:*
von Vorfahren überlieferte Kriegstraumatisierungen

Fallbeispiel: Philipp

Philipp kommt nach vielen ambulanten und stationären Therapieerfahrungen ins ambulante Erstgespräch und berichtet, dass er transgenerational traumatisiert sei. Er sei froh darüber, das endlich zu wissen. Der Begriff transgenerational meint dabei, dass die Traumatisierung die Generationen überschritten hat: Philipp beschreibt damit, dass nicht er selbst Traumata erlebt hat, sondern sein Vater.

Philipp berichtet davon, wie sein Vater als Baby mit seiner Oma am Ende des Zweiten Weltkrieges von Osteuropa in das Gebiet der heutigen Bundesrepublik geflohen sei. Dabei sei ein Geschwisterkind verstorben, und die Oma habe sich geschworen, nicht noch ein Kind zu verlieren. Philipps Vater sei dabei 14 Tage lang in seinem eigenen Kot und Urin eingewickelt gewesen, da es zu kalt gewesen sei, das Kind auszupacken und zu säubern. Gereist seien Oma und Vater in einem Bahnwaggon, und Verstorbene (auch Kinder) seien aus dem Zugwaggon rausgeworfen worden. Philipp berichtet von Alpträumen, die er bezüglich dieses Themas habe. Auch habe er immer das Leid seines Vaters wahrgenommen, der vordergründig leistungsfähig war und die Haltung verkörperte, Philipp lebe in der besten Familie, die man nur haben könne. Andererseits herrschte eine gespenstische Atmosphäre in der Familie, und der Vater sei immer wieder suizidal gewesen. Leider hätten seine ambulanten Vorbehandler*innen, denen er explizit den Auftrag zum EMDR gegeben hätte, wenig EMDR mit ihm gemacht. In der Klinik, in der er zweimal war, habe ihm die EMDR-Behandlung gutgetan, und er möchte diese gern ambulant fortsetzen.

3.1.5 Ermittlung der Therapieziele

Wie wir am obigen Beispiel von Philipp sehen, kann es passieren, dass ein Auftrag von Patient*innen an die Therapie nicht erfüllt wird. So berichtet Philipp von einem Gespräch mit seinem letzten ambulanten Behandler zum Ende der Therapie, in dem sich Philipp darüber beschwerte, dass sie so wenig EMDR gemacht hätten, was der Behandler verwundert überprüft habe: Bei der Durchsicht der Akte ergab sich, dass nur zwei der 90 ambulanten Sitzungen EMDR-Sitzungen gewesen waren. Damit dies nicht passiert, empfehle ich als Supervisorin und Dozentin in der Aus-, Fort- und Weiterbildung von Psychotherapeut*innen die Arbeit mit Zielchecklisten (z.B. die Zielcheckliste von Grosse Holtforth & Grawe, 2016). Das bedeutet, Patient*innen am Ende der Diagnostikphase eine Liste mit Therapiezielen zu geben mit der

Bitte anzukreuzen bzw. aufzuschreiben, was in der Psychotherapie erreicht werden soll. Ich arbeite gern mit der BIT-CP-D-Zielcheckliste, die kostenfrei im Internet zugänglich ist. Beispielziele daraus können sein:

- Ziel Nummer 13: traumatische Erlebnisse verarbeiten (z. B. schwerer Unfall, Gewaltverbrechen, Vergewaltigung, Naturkatastrophe)
- Ziel Nummer 20: meine Schlafprobleme (Schwierigkeiten beim Ein- oder Durchschlafen, frühes Erwachen etc.) bewältigen
- Ziel Nummer 49: lernen, mich in meinem Körper wohlzufühlen

Diese Zielcheckliste bietet 64 Therapieziele an und kann durch die Nennung eigener frei formulierter Ziele ergänzt werden. Am Ende sollen die wichtigsten Ziele herausgeschrieben und in eine Rangordnung gebracht werden, damit für Therapeutinn*en klar wird, welche Therapieziele für die Patient*innen Priorität haben. Diese Vorgehensweise hat mehrere Gründe:

- In der Therapie werden die Ziele der Patient*innen verfolgt. Es werden ihnen keine Ziele aufgezwungen, die Therapeut*innen eventuell angemessen finden, aber nicht im Sinne der Patient*innen sind.
- Dies ist ein Themenpunkt, der mir auch immer wieder in Supervisionen von Kolleg*innen auffällt: dass Kolleg*innen überlegen, was für die Patient*innen gut wäre, was diese erreichen sollten. Frage ich zurück, ob die Patient*in das überhaupt will und was deren Therapieziele sind, bekomme ich oft die Antwort, dass keine Therapieziele erhoben wurden und dass die Idee der Kolleg*in nicht von der Patient*in geäußert wurde.
- Wenn Patient*innen selbst ihre Ziele auswählen, ist dies für die Therapiemotivation viel förderlicher, denn auch in schwierigen Therapiephasen ist klar: Das Ziel wurde nicht von außen auferlegt, sondern eigenständig bestimmt.

➢ Sollte es so sein, dass das Arbeiten an Therapiezielen wie zum Beispiel durch die Verarbeitung von Traumatisierung mit EMDR nicht oder nicht gleich erfolgen kann, muss dies zu Beginn der Therapie begründet werden. Gründe dafür können zum Beispiel sein, dass noch nicht genug Stabilität für eine EMDR-Behandlung vorhanden ist, um eine Retraumatisierung durch diese Behandlung zu verhindern; oder dass erst dissoziative Symptome verringert werden müssen; oder dass bestehender Täter*innenkontakt die EMDR-Behandlung behindern könnte.

Eine Zielcheckliste zum Herunterladen, die für den Therapiebeginn verwendet werden kann, findet sich bei Grosse und Grawe (2016).

3.2 Die Stabilisierung (Phase 2)

Einer EMDR-Behandlung sollte immer eine Stabilisierungsphase vorausgehen. Einerseits ist die Stabilisierung in einer Traumabehandlung ein Selbstzweck, denn die therapeutische Arbeit mit Imaginationsübungen zur Regulation von Gefühlen und die Arbeit mit stärkenden Erinnerungen schaffen ein Gegengewicht bei der Verarbeitung von belastenden Erlebnissen.

Stabilisierungsübungen geben andererseits auch diagnostisch wichtige Hinweise darauf, ob Patient*innen stabil genug sind, um in die Phase der Traumaverarbeitung überzugehen. Denn wenn die Stabilisierungsübungen immer wieder durch belastende Erinnerungen gestört werden, ist dies ein Zeichen dafür, dass die Stabilisierungsphase länger zu gestalten ist: bis es möglich ist, die im Folgenden beschriebenen Techniken anzuwenden, ohne dass diese durch belastende Gedanken, Gefühle oder Bilder beeinträchtigt werden.

Inhalt der Stabilisierungsphase kann auch sein, dass Patient*innen weniger dissoziativ sind. Denn im dissoziativen Zustand ist kein Lernen und Verarbeiten möglich (siehe die Beispiele von Michael und Hanna).

Bevor die Standard-Verarbeitung mit EMDR erfolgt, kann geübt werden, beim Kontakt mit belastendem Erinnerungsmaterial *nicht* zu dissoziieren, sondern mittels des sogenannten CIPOS-Protokolls (CIPOS: Constant Installation of Positive Orientation and Safety, zu Deutsch: dauerhafte Installation positiver Orientierung und Sicherheit) nach Knipe (2008) zu üben, bei kurzem Kontakt mit traumatischem Material nicht zu dissoziieren.

Sinn der Stabilisierungsübungen ist es, mehr Kraft zu gewinnen für den Prozess der Traumaverarbeitung und wechseln zu können zwischen belastenden und erfreulichen Gefühlen. Es bedeutet damit, wieder mehr Kontrolle über das eigene Fühlen und Denken zu bekommen und dafür sorgen zu können, dass weniger bis gar keine Überflutung mit traumabezogenen Erinnerungen mehr erfolgt.

3.2.1 Sicherungstechniken

Dieser Begriff bezeichnet Übungen, die gewährleisten, dass Betroffene mehr Kontrolle über ihr Denken und Fühlen bekommen.

Die Tresor-Übung ist eine Übung, mit der Therapeut*innen mit ihren Patient*innen einüben können, belastendes Erinnerungsmaterial in einem imaginären Tresor wegzuschließen. Damit können sowohl zwischen Sitzungen als auch am Ende einer EMDR-Sitzung belastende Erinnerung in der Vorstellung so weggeschlossen werden, dass diese bis zum imaginären Rausholen sicher im Tresor verbleiben (beschrieben bei Reddemann, 2016).

Eine weitere Sicherungstechnik stellt die Übung des inneren sicheren Ortes dar, oftmals auch Wohlfühlort genannt (ebenfalls bei Reddemann, 2016, beschrieben, aber auch bei Huber, 2015). Behandler*innen üben mit ihren Patient*innen ein, sich einen Ort vorzustellen, an dem Patient*innen sich wohlfühlen und an dem sie sicher sind vor unerwünschten Eindringlingen und vor Gefahren.

Innere Helfer*innen sind an diesem Ort erwünscht und sollten rekrutiert werden, zum Beispiel aus Märchen und Filmen. Es können gern Superheld*innen gewählt werden, aber auch Tiere und Pflanzen. Es sollten keine lebenden Menschen wie Ehepartner*innen oder Familienmitglieder an den sicheren Ort gebracht werden, denn bei Konflikten mit ihnen kann der sichere Ort in seiner Funktion dann beeinträchtigt sein.

> **Beispiele: sicherer Ort und innere Helfer*innen**
> Sichere Orte werden gern nach entsprechenden Urlaubserfahrungen gebildet. Dabei kann es sich um Strände oder einsame Inseln handeln, um Lichtungen im Wald oder andere schöne Plätze. Wichtig dabei ist die Grenze, gern auch symbolisiert durch Wächter*innen, damit niemand Unerwünschtes zum sicheren Ort kommen kann.
>
> Innere Helfer*innen können natürlich hilfreiche Superheld*innen sein wie Pippi Langstrumpf, Obelix, Popeye oder ideale Elternfiguren wie Mutter Weasley aus den Harry-Potter-Büchern.

Möchte man sein Nervensystem wieder beruhigen, kann es hilfreich sein, sich einige Minuten an seinen inneren sicheren Ort zu bewegen.

3.2.2 Ressourcenaufbau mit EMDR

Der allgemeine Ressourcenaufbau mit EMDR (nach Kiessling, 2009) bedeutet, dass Erinnerungen gesammelt werden, bei denen sich Betroffene gut fühlen. Dies können schöne Kindheitserinnerungen sein, aber auch Erinnerungen an Hobbys, schöne Urlaube, Erfolge, Freundschaften, Heirat, Geburten und vieles mehr.

Erinnerungen für den EMDR-Ressourcenaufbau können in einer

Liste gesammelt werden (siehe Arbeitsblatt auf S. 50f.). Erfahrungsgemäß fällt es gar nicht so leicht, zehn schöne Erinnerungen zu sammeln, aber zwei oder drei sind schon ein guter Anfang, und mehr können in einer psychotherapeutischen Sitzung gesammelt werden.

In einer EMDR-Sitzung kann nun eine schöne Erinnerung ausgewählt werden, um diese mit Augenbewegungen, Klopfen auf Hände bzw. Vibration durch Pulsatoren in den Händen und/oder Tönen aus dem Kopfhörer zu stimulieren.

Beispiel: schöne Erinnerung

- Schöne Erinnerung: Oma machte kindgerechte Brotstücke, indem sie das Geleebrot in viele kleine Stückchen schnitt.
- Emotion: Freude
- Körpergefühl: in der Brust

Hierauf folgt eine langsame Stimulation mit EMDR. Klassischerweise erfolgt die Stimulation so, dass Patient*in und Therapeut*in sich nebeneinander versetzt hinsetzen und die Patient*in den Fingern der Therapeut*in folgt (siehe Abb. 1).

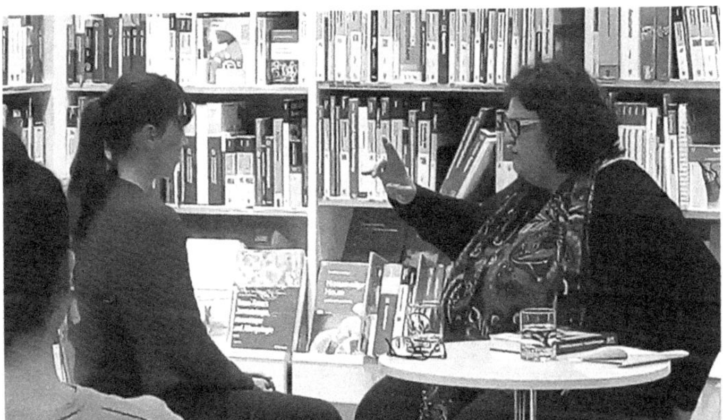

Abb. 1: Dipl. Psych. Alexandra Poser, Psychologische Psychotherapeutin aus Berlin (links), und Dipl.-Psych. Anna-Konstantina Richter aus Marburg (rechts) zeigen die EMDR-Stimulation für Augenbewegungen.

Arbeitsblatt 1: Sammlung von Ressourcen für den EMDR-Ressourcenaufbau

Schöne Erinnerung 1: ______________________

Welches Gefühl kommt bei der Erinnerung an den besten Moment auf?

____

Wo ist das gute Gefühl im Körper spürbar?

____

Schöne Erinnerung 2: ______________________

Welches Gefühl kommt bei der Erinnerung an den besten Moment auf?

____

Wo ist das gute Gefühl im Körper spürbar?

____

Schöne Erinnerung 3: ______________________

Welches Gefühl kommt bei der Erinnerung an den besten Moment auf?

____

Wo ist das gute Gefühl im Körper spürbar?

____

Schöne Erinnerung 4: ______________________

Welches Gefühl kommt bei der Erinnerung an den besten Moment auf?

____

Wo ist das gute Gefühl im Körper spürbar?

____

Schöne Erinnerung 5: ______________________

Welches Gefühl kommt bei der Erinnerung an den besten Moment auf?

____

Wo ist das gute Gefühl im Körper spürbar?

____

Schöne Erinnerung 6: ______________________________

Welches Gefühl kommt bei der Erinnerung an den besten Moment auf?

____

Wo ist das gute Gefühl im Körper spürbar?

____

Schöne Erinnerung 7: ______________________________

der beste Moment:

____

Welches Gefühl kommt bei der Erinnerung an den besten Moment auf?

____

Wo ist das gute Gefühl im Körper spürbar?

____

Schöne Erinnerung 8: ______________________________

Welches Gefühl kommt bei der Erinnerung an den besten Moment auf?

____

Wo ist das gute Gefühl im Körper spürbar?

____

Schöne Erinnerung 9: ______________________________

Welches Gefühl kommt bei der Erinnerung an den besten Moment auf?

____

Wo ist das gute Gefühl im Körper spürbar?

____

Schöne Erinnerung 10: ______________________________

Welches Gefühl kommt bei der Erinnerung an den besten Moment auf?

____

Wo ist das gute Gefühl im Körper spürbar?

____

Auch um Distanz innerhalb und nach der Coronapandemie zu gewährleisten, werden Psychotherapeut*innen aber eher auf einen sogenannten Lichtbalken für die Stimulation zurückgreifen (siehe Abb. 2).

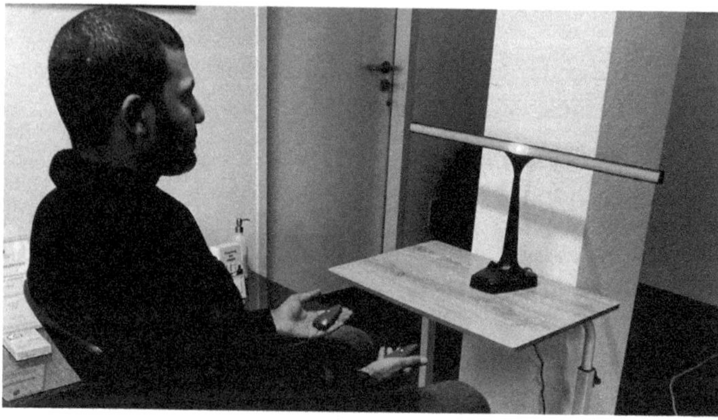

Abb. 2: Khaled Mohi Ragab Mohamed vom ZpBT Marburg zeigt die EMDR-Stimulation mit Lichtbalken und Impulsgebern für die Hände.

Nach erfolgreicher Übung zeigen Therapeut*innen Patient*innen, wie diese die Stimulation von Ressourcen selbstständig durchführen können – mit langsamen Stimulationen durch Klopfen auf die Oberarme mittels der sogenannten Schmetterlingsumarmung (siehe Abb. 3). Spezifischer Ressourcenaufbau mit EMDR (nach Kiessling, 2009, und Hofmann, 2010) bedeutet, dass ein belastendes Thema ermittelt wird, gegen das mit EMDR-Stimulation drei innere Kräfte aufgebaut werden.

⚠ *Triggerwarnung: Pandemie und Lockdown*

> Fallbeispiel: Anna
>
> Nach dem ersten Lockdown im Jahr 2020 im Rahmen der Coronapandemie gab es in der Klasse, in der Anna Klassenlehrerin war, viele Probleme. Ihre Schüler*innen zeigten sehr aggres-

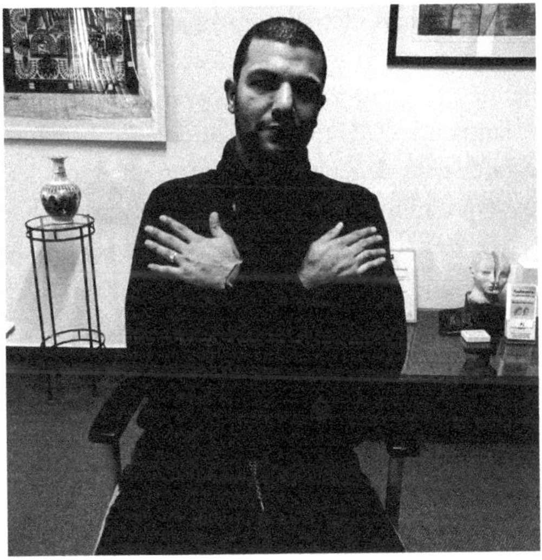

Abb. 3: Khaled Mohi Ragab Mohamed vom ZpBT Marburg zeigt die Schmetterlingsumarmung.

sives Verhalten gegeneinander, und Anna erhielt entsprechend viele Beschwerden von Eltern per E-Mail, die sie nachmittags zu beantworten hatte.

Nach dieser Zeit und nachdem sich die Lage deutlich beruhigt hat, hat Anna immer noch Angst, wenn sie in ihrem Posteingang E-Mails von Eltern ihrer Schüler*innen sieht, auch wenn diese meist ganz harmlos sind.

Die Belastung schätzt Anna auf der SUD-Skala (SUD steht für Subjective Units of Disturbance, zu Deutsch: subjektive Einheiten der Belastung) von 0 (= neutral) bis 10 (= maximale Belastung) mit 7 ein.

Als drei Kräfte, die sie gegen diese Belastung gebrauchen kann, wählt Anna:

1. Zuversicht
2. Selbstvertrauen
3. Mut

Diese drei Kräfte werden durch Annas Therapeutin aufgebaut, indem jeweils eine Situation erinnert wird, in der sie die entsprechende Kraft hatte. Die Kräfte werden dann nacheinander mittels langsamer EMDR-Stimulation aufgebaut.

Am Ende geht Anna in Kontakt mit allen drei Kräften und wird gebeten, nun die Belastung des ursprünglichen Themas auf der SUD-Skala einzuschätzen. Anna stellt fest, dass die Belastung nun auf 2 gesunken sei.

3.3 Strukturierung der Traumabehandlung: die Traumalandkarte

Psychotherapeut*innen, die ihre Patient*innen mit EMDR behandeln, werden diese nach ihren belastenden Erlebnissen in der Vergangenheit fragen. Dies kann zum Beispiel mithilfe eines Arbeitsblatts geschehen (siehe Hofmann & Luber, 2009), auf dem man entlang einer Lebenslinie mit Angaben zum Lebensalter eintragen kann, wann welche belastenden Ereignisse stattfanden und wie belastend diese waren (auf der SUD-Skala von 0 bis 10). Diese Sammlung an Ereignissen hilft dabei, gründlich zu arbeiten, möglichst nichts zu vergessen und möglichst das gesamte unverarbeitete Erinnerungsmaterial zu verarbeiten.

Manchmal sagen Patient*innen zu mir, dass es gar kein einzelnes Ereignis gibt, das sie benennen könnten wie zum Beispiel *einen* Unfall, *eine* Vergewaltigung oder *eine* Naturkatastrophe. Hierbei handelt es sich dann oftmals um sogenannte Themen*wolken*. Dabei kann es sich um Gewalt in der Kindheit handeln, die jahrelang erfolgt ist, oder Gewalt in einer Beziehung, die mehrere Jahre andauerte. Eine Themenwolke kann auch darin bestehen, als Kind jahrelang Vernachlässigung erlebt zu haben. Auch das kann in einer Traumalandkarte durch eine wolkenartige Abbildung dargestellt werden oder durch eine Linie, an der man ablesen kann, von wann bis wann die Traumatisierung dauerte und wie stark sich die Belastung aktuell anfühlt. Bei der Bearbeitung kann dann ein typisches oder das schlimmste Ereignis aus dieser Themenwolke bearbeitet werden.

3.4 Erfassung der Belastung und Auswahl der zu bearbeitenden Erinnerung (Vorbereitung auf Phase 3)

Wie oben beschrieben, fragen EMDR-Behandler*innen ihre Patient*innen danach, wie belastend sich die Erinnerung an traumatische Erlebnisse, aber auch Trigger und Zukunftsbefürchtungen anfühlen. Wenn wir Tanjas Beispiel von oben heranziehen, könnte die Befragung so aussehen:

⚠ *Triggerwarnung: Gewalttat und Unfall*

Fallbeispiel: Tanja (2)

Tanja ist als Radiomoderatorin tätig und liest dabei auch Verkehrsmeldungen und Nachrichten. Dass bestimmte Nachrichten ihr dabei Probleme bereiten, erklären vergangene Erfahrungen, die sie gemacht hat:

Vergangenheit:

- Tanja hat selbst schwere Verkehrsunfälle erlebt, einen 2005, SUD: 7, einen 2009, SUD: 8.
- Tanja bezeugte auf einem Festival einen Mord mit einem Messer, SUD: 9.

Trigger:

- Nachrichtenmeldungen von Verkehrsunfällen, SUD: 6
- Nachrichtenmeldungen von Gewalttaten, SUD: 7

Zukunftsbefürchtungen:

- wieder in einen Unfall verwickelt werden, SUD: 6
- wieder Zeugin einer Gewalttat werden, SUD: 7

Nachdem belastende Ereignisse bzw. Themenwolken sowie die jeweils zugehörigen Trigger, Zukunftsbefürchtungen und die aktuell wahrgenommene Belastung auf der SUD-Skala (nach Wolpe, 1969) gesammelt wurden, kann besprochen werden, womit die Traumaverarbeitung begonnen werden soll. Diese Auswahl bildet die Phase 3 in der EMDR-Behandlung. Im Folgenden findet sich ein Beispiel für eine EMDR-Sitzung, mit der ein Kindheitstrauma verarbeitet wurde.

3.5 Die Verarbeitung der Belastung (Phasen 3 bis 8)

Die Traumalandkarte und der dreigliedrige Arbeitsplan (Vergangenheit, Gegenwart und Zukunft) mit vermerkter Belastung durch die SUD-Skala bilden nun die Grundlage dafür, in die Verarbeitung der Belastung mit EMDR zu gehen. Es folgt das Protokoll einer EMDR-Sitzung. Die Patientin war nicht dissoziativ, es konnte also das Standardverfahren angewandt werden.

⚠ *Triggerwarnung: Gewalt im Elternhaus*

Im folgenden Beispiel wurde eine Patientin behandelt, indem die Ereignisse der Traumalandkarte chronologisch, also in zeitlicher Reihenfolge, bearbeitet wurden. Die Patientin hat oft Konflikte ihrer Eltern bezeugt. In dieser Sitzung wurde die schlimmste Erinnerung bearbeitet: die Erinnerung daran, dass sie als Kind gesehen hatte, wie ihr Vater ihre Mutter gewürgt hat.

Vorbereitung der Phase 3: Erfassung der zu bearbeitenden Erinnerung

Die EMDR-Sitzung lief ab wie folgt:

Therapeutin: »Wir werden heute die ausgewählte Erinnerung bearbeiten. Dabei werde ich Sie zwischendurch fragen, was jetzt gerade da ist. Beobachten Sie einfach, was während der Stimulation auf Ihrem inneren Schirm erscheint. Das können Bilder, Gefühle, Gedanken oder Körperempfindungen sein, und manchmal ist auch nichts da. Wenn etwas wider Erwarten unerträglich sein sollte, können Sie die Stimulation stoppen, indem Sie die Hand heben. Bitte machen Sie das jetzt mal! Vielen Dank. Möchten Sie eine Distanzierungsmetapher[2] benutzen? Sie können sich das, was Ihnen auf den geistigen Schirm kommt, auch wie auf einem Tablet vorstellen, wenn Sie möchten.«

Patientin: »Ich schaue mir den Verarbeitungsprozess wie auf einem inneren Tablet-Computer an.«

Th.: »Wenn Sie jetzt daran denken, wie ihr Vater ihre Mutter gewürgt hat, welcher negative Satz in Ich-Form fällt Ihnen dazu ein?«

Der Satz sollte den GEMPIT-Regeln entsprechen (diese Regeln stammen vom Kollegen Robin Logie aus England), das heißt, er sollte verallgemeinerbar, emotional, in Ich-Form, in der Gegenwartsform formuliert und irrational sein sowie in Verbindung mit dem Trauma stehen – im Englischen ergeben die Anfangsbuchstaben dieser Kriterien (generalizable, emotional, me, present, irrational,

2 Eine Distanzierungsmetapher kann dabei helfen, den Verarbeitungsprozess mit einer gewissen Distanz zu sich selbst ablaufen zu lassen und mit einem Abstand zu betrachten. Einer meiner Patienten schlug vor, sich den Verarbeitungsprozess wie auf einem Tablet-Computer vorzustellen, das schlage ich meinen anderen Patient*innen ebenfalls vor.

trauma) das Akronym GEMPIT. Es geht um einen Satz, der den Schaden abbildet, den man seit dem traumatischen Ereignis hat, und nicht nur um eine Zustandsbeschreibung wie »Ich habe Angst.«

Zunächst fing die Patientin an zu weinen und sagte, sie sei überrascht, wie präsent das Ereignis auf sie wirke. Es wurde die *negative Kognition* herausgearbeitet, von der aus der Verarbeitungsprozess startet:

Pat.: »Ich bin hilflos.«

Th.: »Wenn wir mit der Verarbeitung erfolgreich fertig sind, was möchten Sie gern über sich denken anstelle von ›Ich bin hilflos‹?«

Pat.: »Es ist vorbei.«

Damit formulierte die Patientin eine *positive Kognition*, also das Ziel, was sie nach der erfolgreichen Verarbeitung über sich denken möchte. Wichtig ist, dass die positive Kognition aus der gleichen thematischen Gruppe ist wie die negative Kognition (1. Sicherheit, 2. Verantwortung, 3. Selbstwert oder 4. Wahlmöglichkeiten). Es erfolgte die Ermittlung der *Validität dieser Kognition*, das heißt, wie sehr diese Aussage stimmt.

Th.: »Wenn Sie jetzt daran denken, wie ihr Vater ihre Mutter würgte, wie sehr stimmt ›Es ist vorbei‹ von 1= ganz falsch bis 7 = ganz richtig?«

Pat.: »3.«

Die Patientin antwortete also durch die Angabe eines Wertes auf der Skala »Validität der Kognition« (engl.: Validity of Cognition, VoC). Die Therapeutin befragte die Patientin nun nach den mit der negativen Kognition verbundenen *Emotionen*:

Th.: »Wenn Sie jetzt daran denken, wie ihr Vater ihre Mutter würgte, zusammen mit dem Satz ›Ich bin hilflos‹, welche Gefühle kommen jetzt auf?«

Pat.: »Angst, Hilflosigkeit.«

Th.: »Wenn Sie jetzt daran denken, wie ihr Vater ihre Mutter würgte, zusammen mit dem Satz ›Ich bin hilflos‹, wie belastend fühlt es sich jetzt an von 0 = neutral bis 10 = maximal vorstellbare Belastung?«

Pat.: »9.«

Bei der Skala handelt es sich um die Subjektiven Einheiten der Belastung (im englischen Original: Subjective Units of Disturbance, kurz SUD, nach Wolpe, 1969).

Schließlich ermittelte die Therapeutin den *Ort im Körper, wo die Belastung spürbar ist*:

Th.: »Wo im Körper spüren Sie jetzt die Belastung?«

Pat.: »Im Bauch und im Hals.«

Hiermit war die sogenannte Phase 3 im EMDR vorbereitet, nämlich die Einschätzung und Bewertung des zu bearbeitenden Ereignisses oder Themas. Nun kann mit der EMDR-Stimulation begonnen werden. Vorher wird mit den Patient*innen getestet, ob die Stimulation durch Augenbewegungen gut machbar ist, welche Geschwindigkeit geeignet ist, ob weitere Stimulationen – wie Impulsgeber für die Hände, die vibrieren, und/oder Töne aus dem Kopfhörer – hinzugenommen werden sollen. Für Patient*innen, die auf die Augenbewegungen nicht gut reagieren, gibt es auch die Möglichkeit, nur mit Impulsgebern oder mit Tönen aus dem Kopfhörer zu arbeiten. Auch sind Videositzungen möglich, bei denen Patient*innen auf dem Computerbildschirm einen Kreis sehen, der sich bewegt und dem sie mit den Augen folgen können.

Phase 4: Phase des Reprozessierens/Verarbeitens

Nun folgte ein Wechsel zwischen EMDR-Stimulation und Rückmeldung über den Stand des Verarbeitungsprozesses.

Th.: »Bitte denken Sie jetzt daran, wie ihr Vater ihre Mutter würgte, zusammen mit dem Satz ›Ich bin hilflos‹, und

> achten Sie auf die Belastung im Bauch und im Hals, und wenn Sie damit in Kontakt sind, folgen Sie mit ihren Augen dem Lichtbalken«.

Diese Anweisung bedeutet nicht, dass Patient*innen während des Verarbeitungsprozesses die ganze Zeit an das Ereignis denken sollen. Das Aufrufen dieser Erinnerung stellt vielmehr den Startpunkt dar und während der EMDR-Stimulation sollen Patient*innen achtsam beobachten, welche Gedanken, Gefühle, Körperempfindungen oder Bilder aufkommen.

Die Psychotherapeutin nutzte EMDR-Geräte mit einem durch Bluetooth gesteuerten Lichtbalken sowie vibrierenden Pulsatoren, die die Patientin in den Händen hielt.

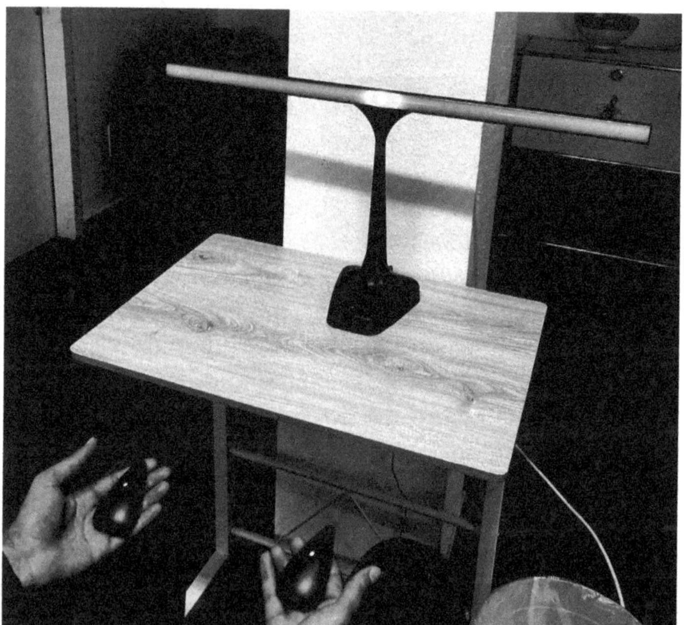

Abb. 4: Lichtbalken und Pulsatoren für EMDR-Stimulation für die Augen und für die Hände

Es folgten visuelle Stimulationen – 20- bis 30-maliges Hin-und-her-Bewegen der Augen bildet ein Set an Stimulation –, begleitet vom Vibrieren der Pulsatoren. Die Psychotherapeutin fragte die Patientin nach einem Set:

Th.: »Bitte ausblenden und durchatmen. Was ist jetzt da?«

Die Patientin weinte und trocknete sich die Tränen ab.

Pat.: »Ich sehe es deutlich vor mir.«

Th.: »Bleiben Sie dabei.«

Es folgte das nächste Set.

Th: »Bitte ausblenden und durchatmen. Was ist jetzt da?«

Pat.: »Es ist schlimm.«

Th.: »Bleiben Sie dabei.«

Es folgte das nächste Set.

Th: »Bitte ausblenden und durchatmen. Was ist jetzt da?«

Pat.: »Es wird schon besser.«

Th.: »Bleiben Sie dabei.«

Es folgte das nächste Set.

Th: »Bitte ausblenden und durchatmen. Was ist jetzt da?«

Pat.: »Es ist weiter weg.«

Th.: »Bleiben Sie dabei.«

Es folgte das nächste Set.

Th: »Bitte ausblenden und durchatmen. Was ist jetzt da?«

Pat.: »Das Gefühl im Hals wird besser.«

Th.: »Bleiben Sie dabei.«

Es folgte das nächste Set.

Th: »Bitte ausblenden und durchatmen. Was ist jetzt da?«

Pat.: »Es ist jetzt gut.«

Th.: »Bleiben Sie dabei.«

Es folgte das nächste Set.

Th.: »Bitte ausblenden und durchatmen. Was ist jetzt da?«

Pat.: »Es ist immer noch gut.«

Nach diesen zwei positiven Rückmeldungen ging die Psychotherapeutin zurück zur ursprünglichen Erinnerung:

Th.: »Wenn Sie jetzt an das ursprüngliche Ereignis zurückdenken, was ist dann da?

Pat.: »Es ist weiter weg.«

Th.: »Wie belastend fühlt es sich jetzt an von 0 = neutral bis 10 = maximal vorstellbare Belastung?«

Pat.: »Eine 3.«

Th.: »Was macht die 3 aus?«

Pat.: »Dass so etwas Schlimmes passiert ist.«

Th.: »Bleiben Sie dabei.«

Die Stimulation wurde weitergeführt.

Th.: »Bitte ausblenden und durchatmen. Was ist jetzt da?«

Pat.: »Es wird besser.«

Th.: »Bleiben Sie dabei.«

Es folgte das nächste Set.

Th.: »Bitte ausblenden und durchatmen. Was ist jetzt da?«

Pat.: »Es ist gut.«

Th.: »Bleiben Sie dabei.«

Es folgte das nächste Set.

Th: »Bitte ausblenden und durchatmen. Was ist jetzt da?«

Pat.: »Es ist immer noch gut.«

Nach diesen zwei positiven Rückmeldungen ging die Psychotherapeutin zurück zur ursprünglichen Erinnerung:

Th.: »Wenn Sie jetzt an das ursprüngliche Ereignis zurückdenken, was ist dann da?«

Pat.: »Ich spüre noch einen Kloß im Hals.«
Th.: »Bleiben Sie dabei.«

Es folgte das nächste Set.
Th.: »Bitte ausblenden und durchatmen. Was ist jetzt da?«
Pat.: »Es ist etwas besser.«
Th.: »Bleiben Sie dabei.«

Es folgte das nächste Set.
Th.: »Bitte ausblenden und durchatmen. Was ist jetzt da?«
Pat.: »Es ist noch etwas besser.«
Th.: »Bleiben Sie dabei.«

Es folgte das nächste Set.
Th.: »Bitte ausblenden und durchatmen. Was ist jetzt da?«
Pat.: »Der Kloß im Hals ist weg.«
Th.: »Bleiben Sie dabei.«

Es folgte das nächste Set.
Th.: »Bitte ausblenden und durchatmen. Was ist jetzt da?«
Pat.: »Es ist jetzt gut.«

Nach diesen zwei positiven Rückmeldungen ging die Psychotherapeutin zurück zur ursprünglichen Erinnerung:
Th.: »Wenn Sie jetzt an das ursprüngliche Ereignis zurückdenken, was ist dann da?«
Pat.: »Es ist jetzt gut.«
Th.: »Wie belastend fühlt es sich jetzt an von 0 = neutral bis 10 = maximal vorstellbare Belastung?«
Pat.: »Eine 0.«

Weil die Belastung bei SUD = 0 lag, ging die Psychotherapeutin über in Phase 5.

Phase 5: Installationsphase – Verankerung der positiven Kognition

Th.: »Stimmt der positive Satz ›Es ist vorbei‹ immer noch?«
Pat.: »Ja, das stimmt immer noch.«
Th.: »Wenn Sie jetzt an die Reste der Erinnerung denken zusammen mit dem Satz ›Es ist vorbei‹, wie sehr stimmt der Satz von 1 = ganz falsch bis 7 = ganz richtig?«
Pat.: »6.«
Th.: »Wo spüren Sie das im Körper?«
Pat.: »In der Brust.«

Zum Verankern der positiven Kognition führte die Psychotherapeutin ein Set langsamer Stimulationen.
Th.: »Wie ist es jetzt?«
Pat.: »Ich fühle mich entspannt und gut.«

Die Psychotherapeutin führte ein weiteres Set langsamer Stimulationen zum Verankern der positiven Kognition durch.
Th.: »Wie ist es jetzt?«
Pat.: »Ich fühle mich müde, entspannt und gut.«
Th.: »Wenn Sie jetzt an die Reste der Erinnerung denken zusammen mit dem Satz ›Es ist vorbei‹, wie sehr stimmt der Satz von 1 = ganz falsch bis 7 = ganz richtig?«
Pat.: »7.«

Phase 6: Körpertest auf etwaige noch im Körper vorhandene Belastungen

Th: »Bitte denken Sie jetzt an die Reste der Erinnerung, zusammen mit dem Satz ›Es ist vorbei‹. Gehen Sie bitte durch Ihren ganzen Körper und sagen Sie mir, wo Sie etwas spüren, angenehme oder unangenehme Empfindungen.«
Pat.: »Ich fühle mich gut.«

Die Psychotherapeutin führte ein weiteres Set langsamer Stimulationen zum Verankern des guten Körpergefühls durch.

Phase 7: Besprechung der EMDR-Sitzung

Die Psychotherapeutin fragte die Patientin: »Wie war unsere heutige Sitzung für Sie?« Die Patientin meldete zurück, dass sie erstaunt sei, wie präsent das Trauma ihr am Anfang des EMDR-Prozesses war, dass es aber schnell besser geworden sei. Die Psychotherapeutin erklärte der Patientin, dass das die Qualität unverarbeiteter Erinnerungen sei, dass sie sie so präsent seien, als würde das Erinnerte gerade passieren.

Die Patientin wurde gebeten, etwaig auftauchendes Material nach der Sitzung aufzuschreiben und zur nächsten Sitzung mitzubringen. Es wurde mit ihr vereinbart, wie die Psychotherapeutin zwischen den Sitzungen erreichbar ist für den Fall, dass bis zur nächsten Sitzung sehr belastendes Material nachprozessiert würde.

Phase 8: Erneute Einschätzung der Belastung

Die Psychotherapeutin fragte zu Beginn der nächsten Sitzung, wie hoch die Belastung des zuletzt bearbeiteten Targets ist – von 0 = neutral bis 10 = maximal vorstellbare Belastung. Sie befragte die Patientin, ob belastendes Material nachprozessiert wurde.

Die Phase 8 in der EMDR-Behandlung fand in der nächsten Sitzung statt. In dieser Phase werden Patient*innen befragt, wie es ihnen mit der EMDR-Behandlung der letzten Sitzung ergeht. Hierbei kann die Belastung des bearbeiteten Themas auf der SUD-Skala ermittelt werden, um festzustellen, ob das Thema erschöpfend bearbeitet wurde oder ob noch ein Rest an Belastung nachzuarbeiten ist. Auch kann es spannend sein zu erfahren, ob durch Träume oder Erinnerungen weitere Facetten des bearbeiteten Themas aufgetaucht sind.

Wenn belastendes Material nachprozessiert wurde bzw. wenn es eine Restbelastung gibt, kann hiermit die EMDR-Stimulation fortgesetzt werden, es kann zu Phase 3 zurückgekehrt werden.

4 Eine Therapeut*in finden

4.1 Warum gibt es zu wenige Therapeut*innen?

Diese Frage kann man in zwei Teile aufteilen, nämlich: (a) Warum gibt es zu wenige Psychotherapeut*innen? Und (b) warum gibt es nicht genug Traumatherapeut*innen?

Bei der Antwort auf die erste Frage müssen Sie berücksichtigen, dass approbierte Psychotherapeut*innen nach dem Abitur erst einmal einen Studienplatz mit einem Numerus clausus ergattern mussten, das heißt, die Medizin- und Psychologie-Studienplätze sind zulassungsbeschränkt.[3] Das bedeutet, dass es viel mehr Bewerber*innen als Studienplätze gibt, sodass letztendlich diejenigen einen Studienplatz bekommen, deren Abitur gut genug ist oder die lange genug auf einen Studienplatz gewartet haben. Manche Therapeut*innen in spe weichen auch auf Studienplätze im Ausland (zum Beispiel in Österreich oder den Niederlanden) aus, um ihren Wunsch zu erfüllen, Ärzt*innen oder Psycholog*innen zu werden.

Die Antwort auf die zweite Frage bezieht sich darauf, was Psycholog*innen und Ärzt*innen, die Psychotherapeut*innen werden wollen, in ihrer Therapie-Weiterbildung lernen. Nach dem Universitätsabschluss (bei Ärzt*innen das Staatsexamen, bei Psycholog*innen neuerdings der Master, früher das Diplom) sind

3 Es gibt Kinder- und Jugendlichenpsychotherapeut*innen, die Pädagogik oder Sozialarbeit bzw. Sozialpädagogik studiert haben.

sie nämlich nicht gleich Psychotherapeut*innen, es folgt ja erst die Facharztausbildung bzw. die Psychotherapie-Weiterbildung.

Hier gibt es zwar verschiedene Möglichkeiten: So können Jungtherapeut*innen in Deutschland wählen zwischen einer verhaltenstherapeutischen, psychoanalytischen, tiefenpsychologischen oder systemischen Grundausbildung, bei der in der Breite die Behandlung fast aller psychischen Störungen theoretisch vermittelt wird. Ob die Jungtherapeut*innen dieses Wissen jedoch auch in ihren praktischen Einheiten in Klinik und Ambulanz anwenden können und in der Ausbildungszeit jemals einen Traumapatienten oder eine Traumapatientin behandeln, ist nicht gesagt.

Um für die Behandlung von Traumapatient*innen qualifiziert zu sein, benötigt es über die Psychotherapie-Grundausbildung hinausgehende Fort- und Weiterbildung sowie Behandlungen von Patient*innen unter Supervision, um zu lernen, wie Patient*innen diagnostiziert und stabilisiert werden können und ob und wie Traumatisierung verarbeitet werden kann. Diese Fort- und Weiterbildungen müssen zusätzlich absolviert und selbst bezahlt werden (sofern dies bei angestellten Psychotherapeut*innen nicht seitens der Klinik erfolgt). Und diese Investition von Zeit und Geld, um Traumatherapeut*in zu werden, ist für Psychotherapeut*innen kein automatischer Ausbildungsschritt. Aufgrund des Mangels an Psychotherapeut*innen werden Praxen auch voll, ohne dass Traumapatient*innen aufgenommen werden.

Ausgebildete Traumatherapeut*innen sind wiederum nicht automatisch dafür qualifiziert, schwer traumatisierte Menschen, die komplex traumatisiert sind, zu behandeln, das heißt Patient*innen, die dissoziativ sind und gegebenenfalls durch Traumatisierungen in der Kindheit schwer geschädigt sind. Dies erfordert Jahre der Qualifikation, sich die Behandlung solcher Patient*innen zuzutrauen, und erfolgt dann, wenn Psychotherapeut*innen sich für die Behandlung dieser Beschwerden sehr interessieren und die Investition an Zeit und Geld (tausende Euros an Ausbildungskosten) auf sich nehmen, ohne dass sie für diese Behandlungen besser vergütet würden.

! *Triggerwarnung: sexueller Missbrauch*

> Falleispiel: Vera
> Psychotherapeutin Vera hat die Behandlung von Philippa, einer komplex traumatisierten Patientin, über den Fonds sexueller Missbrauch abgerechnet (siehe unten). Philippa war als Kind und Jugendliche über Jahre vom Pflegebruder sexuell missbraucht worden, daher hatte der Fonds Philippa für die Behandlung ihrer Posttraumatischen Belastungsstörung über die Behandlung, finanziert durch die gesetzliche Krankenversicherung, 10.000 Euro Behandlungskosten zuerkannt. Vera musste für die schwierige Behandlung zeitweise monatlich Supervision in Anspruch nehmen und besuchte spezielle EMDR-Fortbildungen, um die Behandlung erfolgreich und für Philippa sicher zu gestalten. Um kostendeckend arbeiten zu können, erhob Vera in ihren Rechnungen der privaten Gebührenordnung für Psychotherapeut*innen (GOP) nicht den üblichen 2,3-fachen Satz von 100,55 Euro, sondern den erhöhten 3,5-fachen Satz von 153 Euro. Der Fonds sexueller Missbrauch erkannte den erhöhten Satz lange Zeit nicht an, erst nach wiederholter Begründung.

4.2 Qualifizierte EMDR-Therapeut*innen finden

Es stehen Traumapatient*innen verschiedene Möglichkeiten offen, qualifizierte EMDR-Behandler*innen zu finden. Die deutsche EMDR-Fachgesellschaft EMDRIA Deutschland e. V. listet auf ihrer Website in der Therapeut*innensuche Psychotherapeut*innen auf, die in EMDR fortgeschritten ausgebildet sind bzw. zertifiziert wurden. Hier finden sich sowohl ambulante als auch stationäre Behandler*innen. Auch wenn die Aufnahmekriterien für Mitglieder umfassen, dass sie Psychotherapeut*innen bzw. Fachärzt*innen für Psychiatrie, Psychotherapie, Psychosomatische Medizin etc. sein müssen, finden sich in der Datenbank auch Heilpraktiker*innen für Psychotherapie. Ansonsten sind Heilpraktiker*innen für Psychotherapie, die EMDR gelernt haben, in der DEMDRG (Deutsche EMDR Gesellschaft e. V.) organisiert.

4.2.1 Ambulante Behandler*innen finden

Bei der Kassenärztlichen Vereinigung Hessen kann im Suchformular für Ärzt*innen und Psychotherapeut*innen im Feld »Genehmigungen« EMDR ausgewählt werden, und es erscheinen diejenigen Psychotherapeut*innen, die im Kammerbezirk Hessen niedergelassen sind und die Qualifikation für die Abrechnungsgenehmigung für EMDR erbracht haben, das heißt, deren Leistungen für EMDR durch die gesetzlichen Krankenkassen erstattet werden. Leser*innen, die nicht aus Hessen kommen, können bei ihren jeweiligen Kassenärztlichen Vereinigungen in der Arztsuche im Bereich »Genehmigungen« nach EMDR suchen.

Wer einen Arbeitsunfall hatte, findet auf der Website der deutschen gesetzlichen Unfallversicherung (DGUV) unter dem Punkt »Psychotherapeutenverfahren« Psychotherapeut*innen, die die traumatherapeutischen Voraussetzungen der DGUV erfüllen. Dies kann auch EMDR sein.

In Deutschland darf Psychotherapie auch von Heilpraktiker*innen für Psychotherapie ausgeübt werden. Es gibt Heilpraktiker*innenschulen, an denen eine EMDR-Ausbildung angeboten wird, die heilpraktiker*innenseitig organisiert wird. Ein Problem der Heilpraktiker*innen-Qualifikation besteht darin, dass es keine einheitlich geregelte Ausbildung gibt. Die Zulassung zur Erlaubnis der Ausübung der Heilkunde als Heilpraktiker*in erfolgt durch eine amtsärztliche Überprüfung (keine Prüfung). Das bedeutet, dass Heilpraktiker*innen über sehr uneinheitliche Ausbildungen/Schulungen verfügen, auf die dann eine EMDR-

Ausbildung seitens Heilpraktiker*innen gesetzt wird. Es ist sind nicht nur die Ausbildung und Qualifikation, die eine gute Therapeut*in ausmacht – aber auch.

Was eine gute Therapeut*in ausmacht, haben schon viele versucht zu definieren. Die Definition fällt mir jedoch schwer, weil Patient*innen auch so verschieden sind. Deshalb glaube ich, dass es auch verschiedene Sorten Psychotherapeut*innen geben muss, die Betroffene nur über das Probieren für sich testen können. Es gibt jedoch einige grundlegende Dinge, auf die Sie achten sollten:

➢ Wenn Psychotherapeut*innen in Sitzungen von sich erzählen, erzählen sie oftmals nicht von sich, sondern sie machen sich zum Modell, zum Beispiel, weil sie Patient*innen helfen wollen, sich zu öffnen. Sollten Sie den Bezug zu sich nicht erkennen können, fragen Sie einfach nach. Sollte es keinen Bezug zu Ihnen geben, sprechen Sie an, dass das Ihre Therapie ist und Sie den Gesprächsraum für sich brauchen.
➢ Ein Psychotherapeut*in muss zu Ihnen Abstand halten. Das bezieht sich zum einen darauf, dass es keine Berührungen außer dem Händeschütteln geben sollte. Auf gar keinen Fall darf eine Psychotherapeut*in eine sexuelle Beziehung mit seinen/ihren Patient*innen eingehen, auch nicht nach Beendigung einer Psychotherapie. Wie lange der Abstand nach Ende einer Psychotherapie sein muss, regelt die Berufsordnung der Psychotherapeutenkammer jedes Bundeslandes. Damit fallen auch private Treffen außerhalb der Praxis und gemeinsame Urlaube flach.

  Der Abstand bezieht sich aber auch auf die Ressourcen von Patient*innen. Patient*innen dürfen nicht ausgenutzt werden in finanzieller Hinsicht oder bezüglich Dienstleistungen.
➢ Wenn ambulante Psychotherapeut*innen nur Kurzzeittherapien anbieten, weil sie keine Berichte an Kostenträger schreiben wollen, sollten Sie wissen, dass Psychotherapeut*innen aufgrund der Patientenschutzgesetze dazu verpflichtet sind,

Patient*innen dabei zu unterstützen, dass Kosten einer Behandlung erstattet werden. Für die Behandlung einer Traumafolgestörung reichen 25 Sitzungen Kurzzeittherapie möglicherweise nicht aus. Sollten Psychotherapeut*innen keine Langzeittherapien anbieten, weil sie die Last des Berichteschreibens nicht tragen können, ist möglicherweise eine andere Psychotherapeut*in die passende Wahl, der/die vor dem Berichteschreiben, das mit Langzeittherapien verbunden ist, nicht zurückschreckt.

- Was EMDR angeht, sollte geklärt werden, welche Themen behandelt werden, und es sollte eine Erfolgskontrolle geben, ob erlebte Belastungen bzw. belastende Themen vollständig bearbeitet wurden.

4.2.2 Stationäre Behandler*innen finden

Die oben erwähnte Suche in der EMDRIA-Therapeut*innendatenbank ist eine gute Strategie, Kliniken mit EMDR-Behandler*innen zu finden. Es gibt sowohl Kliniken für gesetzlich versicherte Patient*innen als auch für Privatpatient*innen sowie Patient*innen nach Arbeitsunfällen, die EMDR-Therapeut*innen beschäftigen. Auch Kliniken der Rentenversicherungen zur stationären Rehabilitation beschäftigen EMDR-Therapeut*innen.

4.2.3 Virtual-Reality-Therapie mit EMDR

Zu den Konzepten, dass Patient*innen eigenständig die EMDR-Stimulation vornehmen, gehört die Arbeit mit einer VR-Brille: Man kann damit zum Beispiel in ein virtuelles Behandlungszimmer geführt werden, und es kann damit auch eine virtuelle EMDR-Stimulation durchgeführt werden.

Was hier fehlt, ist das therapeutische Gegenüber, das die Patient*innen während der Traumabearbeitung betreut und mit dem eine Nachbesprechung des EMDR-Prozesses erfolgen kann: wie das Reprozessieren des Traumas nicht nur im konkreten Erleben der behandelten Person, sondern auch in der Beobachtung der Therapeut*in erlebt wurde. Sicher ist es individuell zu entscheiden, für welche Patient*innen eine Selbstbehandlung mit EMDR nach einer Phase der Traumabearbeitung mit Therapeut*in passend ist und für wen nicht.

4.3 Wenn klassisches EMDR eventuell nicht das Richtige ist – alternative Behandlungsmöglichkeiten

Es ist auch ein Forschungsfeld von Psychotherapieforscher*innen herauszufinden, welche Art von Psychotherapie für welche Art von Patient*innen geeignet ist. Bei manchen Fragestellungen wurden bereits Antworten darauf gefunden, aber im Bereich Traumabearbeitung meines Wissens noch nicht erschöpfend. Forschungsergebnisse sagen auch nur etwas darüber aus, wie wahrscheinlich etwas bei Patient*innen sein wird. Es muss sich schlussendlich immer konkret am einzelnen Menschen zeigen, wie gut etwas bei diesem Menschen wirkt. Daher werde ich auf meine Erfahrungen als niedergelassene Psychotherapeutin zurückgreifen, und ich möchte meine Beobachtungen mit meinen Leser*innen teilen.

Wenn die Frage lauten würde, ob all meine Patient*innen auf eine EMDR-Behandlung gut angesprochen haben, dann wäre die ehrliche Antwort ein klares Nein. Es gab auch Patient*innen, die EMDR als »esoterisch« ansahen und denen nicht plausibel war, dass Augenbewegungen eine Gehirnstimulation bewirken. Für diese Menschen war »esoterisch« eher eine Abwertung und sie konnten der EMDR-Methode nicht vertrauen.

Auch habe ich es schon erlebt, und zwar im Stadium des Ressourcenaufbaus einer positiven Erinnerung mit EMDR, dass es auf eine Patientin bedrohlich wirkte, dass aus ihrer Sicht quasi unkontrolliert Assoziationen in Form von Erinnerungsbildern auf ihren inneren Schirm gerieten, während sie ihre Augen bewegte. Dieser Patientin war es absolut wichtig, Kontrolle über das zu bekommen, was sie dachte und woran sie sich erinnerte, und sie erlebte das Verfolgen innerer Assoziation während der EMDR-Stimulation als Kontrollverlust, den sie nicht zulassen konnte.

Bei einigen wenigen Patient*innen habe ich erlebt, dass sie vorm Lichtbalken saßen und sich stark unter Druck fühlten, jetzt eine bestimmte Leistung erbringen zu müssen, dass sie meine Beobachtung als Bewertung, als eine Art richterliche Instanz betrachteten und auch, dass sie sich selbst stark von außen beobachteten, ob sie jetzt alles richtig machten. Das konnte so weit gehen, dass sie sich deshalb nicht auf EMDR einlassen konnten.

Diese Einstellung ist genau entgegengesetzt zu der einer anderen Gruppe von Patient*innen, die die innere Haltung haben, dass sie mir voll und ganz vertrauen und wir es jetzt einfach mal probieren (und es kommt sogar vor, dass Ärzt*innen in der Patient*innenrolle genau diese Haltung haben und den Rollenwechsel von Ärzt*in zu Patient*in sehr gut hinbekommen).

In manchen Fällen äußerten Patient*innen konkrete Wünsche, welche Art von Therapie sie bräuchten, oder ich oder andere Therapeut*innen hatten ein ergänzendes oder alternatives Angebot. Ohne Anspruch auf Vollständigkeit beschreibe ich im Folgenden traumatherapeutische Alternativen oder Ergänzungen, die mir in meiner Arbeit als niedergelassene Psychotherapeutin untergekommen sind.

4.3.1 Verhaltenstherapeutische Konfrontationsbehandlung

Als ausgebildete Verhaltenstherapeutin ist dies eine Methode, die ich in meiner Zeit als Psychotherapeutin in Ausbildung kennengelernt habe. Ich habe in meiner Ausbildungsambulanz damit eine Patientin behandelt, die als Teenager von ihrem Stiefvater vergewaltigt worden war. Die Patientin berichtete – vom Anfang bis zum Ende unter Tränen –, wie sie die Situation erlebt hatte. Mich selbst hat diese Sitzung sehr mitgenommen, und ich sehe hier auch die Gefahr, als Psychotherapeutin selbst durchs Zuhören traumatisiert zu werden (der Fachbegriff dafür lautet sekundäre Traumatisierung). Das ist mit ein Grund, weshalb ich EMDR bevorzuge: Weder muss ich alles bis ins kleinste Detail erzählt bekommen, noch müssen Patient*innen die Belastung auf sich nehmen, mir all dies zu berichten.

Aber dann kam ein Fall, in dem die Patientin sich wünschte mehr zu »reden« anstatt die EMDR-Behandlung fortzusetzen, und so kam ich auf die verhaltenstherapeutische Konfrontation in der Vorstellung (wir nennen das in sensu) zurück.

! *Triggerwarnung: Gewalt*

Fallbeispiel: Sonja

Sonja war bei einem körperlichen Angriff mit einem Baseballschläger schwer verletzt worden, und der Angreifer hatte das Ziel gehabt, Sonja zu töten. Sonja hatte nach einigen EMDR-Sitzungen das Bedürfnis, den Angriff zu erzählen, anstatt ihn auf einer assoziativen Erinnerungsebene zu verarbeiten. Die Behandlungsstrategie ist hierbei, die »Security« im Gehirn, die Amygdala, an das Erlebte zu gewöhnen (der Fachbegriff dafür lautet Habituation) und damit ein während des traumatischen Erlebens entstandenes Traumagedächtnis abzuschmelzen. Es wird also eine ins Stocken geratene Wahrnehmung durch die Schilderung und die Gewöhnung wieder verflüssigt.

So berichtete Sonja in ihrer nächsten Therapiesitzung unter Anleitung den Angriff in der Gegenwartsform vom Anfang bis zum Ende. Sie wiederholte die Schilderung in derselben

Sitzung zweimal. Sie erstellte von ihrer Schilderung eine Aufnahme auf ihrem Handy und bekam die Hausaufgabe, die Aufnahme mit der Schilderung des Angriffs mehrmals täglich anzuhören. In der nächsten Sitzung schilderte Sonja, dass die Erinnerung sie deutlich weniger belaste und dass sie einige Tage nach dem mehrmaligen Anhören der Aufnahme nicht mehr so aufgewühlt gewesen sei. Die Aufnahme und die Erinnerung an den Angriff seien ihr gleichgültiger geworden.

4.3.2 Tiefenpsychologische Behandlung mittels PITT – Psychodynamisch Imaginative Traumatherapie

Die Psychodynamisch Imaginative Traumatherapie (PITT) wurde von Luise Reddemann entwickelt (Reddemann, 2019). Als Verhaltenstherapeutin arbeite ich nicht psychodynamisch. Ich habe mich aber sehr darüber gefreut, dass eine psychodynamisch arbeitende Kollegin uns im hiesigen Psychotraumatologie-Qualitätszirkel (einer kollegialen Fortbildungsveranstaltung) PITT erklärte und uns ein Live-Beispiel demonstrierte. Auf diese Fortbildung werde ich in meiner weiteren Beschreibung zurückgreifen. Ein zentrales Element von PITT ist es, einen verletzen inneren Anteil, zum Beispiel ein verletztes inneres Kind, an einen sicheren Ort zu bringen, also raus aus einer belastenden Situation. Dort können dann hilfreiche Wesen, zum Beispiel auch ideale Elternfiguren, das innere Kind trösten und versorgen. Hier finden sich als Interventionen auch die oben beschriebenen Imaginationsübungen »Tresor« und »sicherer Ort« (siehe Kap. 3.2.1, 6.1.1). Traumabearbeitung kann aus einer sicheren Beobachterperspektive erfolgen, zum Beispiel durch das Erzählen einer neuen Geschichte oder das Schreiben und Verbrennen von Briefen. Ich habe diese Techniken auch durch Patient*innen berichtet bekommen, deren Kinder in einer PITT-Therapie waren.

4.3.3 IRRT – Imagery Rescripting and Reprocessing Therapy

Ein Kollege erzählte mir von sehr guten Forschungsergebnissen dieser Therapiemethode (Alliger-Horn et al., 2015), was mich neugierig machte. Daher habe ich selbst nach zwei Vorträgen in einer Klinik bzw. auf einer Konferenz von Mervyn Schmucker[4] und Rolf Köster eine Wochenendfortbildung über IRRT (Schmucker & Köster, 2021 [2017]) besucht.

Wir haben dabei gelernt, dass ein traumatisches Ereignis zunächst vom Anfang bis zum Ende in der Gegenwartsform berichtet wird. Von therapeutischer Seite wird dabei ermittelt, was der schlimmste Moment war. In einem zweiten Durchgang berichten Betroffene noch einmal vom belastenden Ereignis bis zum schlimmsten Moment. Dann darf das *heutige* Ich die Szene betreten, das *damalige* Ich in Sicherheit bringen und mit dem*der Täter*in alles machen (außer töten), alles sagen, was zu sagen ist, bis eine Entmachtung des Gegenübers stattgefunden hat (z. B. indem man in der Vorstellung Angst in seinen Augen sieht). Schmucker und Köster beschreiben dabei, dass man aus einer Haltung der Ohnmacht und Hilflosigkeit (wieder) in eine machtvolle Haltung kommt. Zum Schluss darf sich das heutige Ich um das damalige Ich kümmern, es trösten und mit ihm eine Allianz schließen.

Ich selbst wende diese Methode zum Beispiel in einer EMDR-Behandlung an, wenn wir an einem Punkt sind, an dem ich den Eindruck habe, Patient*innen müssten einmal genau das tun: jemandem ordentlich die Meinung sagen und sich abgrenzen.

4 Vor seiner zweiten Übersiedlung aus den USA nach Deutschland verfasste er auch Publikationen unter der Schreibweise Mervin R. Smucker.

⚠ *Triggerwarnung: Mobbing*

Fallbeispiel: Leila

Leila hat in der EMDR-Behandlung etliche belastende Erfahrungen verarbeitet. Im Kern ging es dabei immer wieder darum, seit der Kindheit von Mitmenschen eingeschüchtert worden zu sein. Erfolgreich bearbeitet wurde zum Beispiel eine Situation, in der sie bei einem Kindergeburtstag als Einzige an einen Baum gebunden und nicht mehr losgebunden wurde und somit kein Teil der Feier mehr war. Auch eine Erfahrung mit ihrer Reitlehrerin wurde bearbeitet, die einschüchternd und beleidigend gewesen sei. Im EMDR-Prozess sagte Leila, dass sie dem unverschämten Verhalten der Reitlehrerin, die sie zum Beispiel auch ausgelacht hatte, nichts entgegenzusetzen habe, und so kreiselte der EMDR-Prozess. In der nächsten Sitzung arbeiteten wir mithilfe von IRRT mit der Situation. Hierbei sagte Leilas heutiges Ich der Reitlehrerin, dass sie so nicht mit sich reden lasse, und grenzte sich deutlich ab. Nachdem nicht mit einer Besserung des Verhaltens der Reitlehrerin zu rechnen war, brach das heutige Ich die Reitstunden bei der Reitlehrerin ab. Leila lernte dabei, dass sie doch etwas entgegenzusetzen hatte, und bei der danach folgenden EMDR-Verarbeitung konnte die Belastung erfolgreich gesenkt werden. Leila berichtete außerdem, dass ihre aktuellen Reitstunden für eine fortgeschrittene Qualifikation absolut von der Verarbeitung profitieren würden, weil sie nun viel entspannter sei und trotzdem gut konstruktive Kritik annehmen könne.

4.3.4 TRIMB® –Trauma Recapitulation with Imagination, Motion and Breath

Ins Deutsche übersetzt heißt die Methode »Trauma-Vergegenwärtigung mit Vorstellung, Bewegung und Atem«. Entwickelt wurde diese Methode von Ingrid Olbricht, die schlussendlich Chefärztin der Wicker-Klinik in Bad Wildungen war, wo es bis heute spezielle Behandlungsangebote für weibliche Opfer sexueller Gewalt gibt. Diese Methode wurde inspiriert durch das Buch *Die Zauberin* von Taisha Abelar (2008), zumal Olbricht auf der Suche nach einer Therapiemethode war, die man bei instabileren Traumapatient*innen anwenden könnte, für die konfrontativere Methoden weniger geeignet sind. Betroffene werden hierbei angeleitet, sich auf einer imaginären Leinwand den schlimmsten Moment einer traumatischen Erfahrung sehr klein vorzustellen. Sie sollen die damit in Verbindung stehenden Emotionen nacheinander visualisieren, imaginativ lösen und zum Schluss mit Kopfbewegungen und Durchatmen durchtrennen. Nach meinem aktuellen Wissensstand ist diese Methode aus der Praxis entstanden, und es liegen noch keine Wirksamkeitsnachweise für sie vor. Ich selbst war bei einer Fortbildung die Versuchsperson auf der Bühne, an der Ellen Spangenberg (Spangenberg, 2015), die die Methode nach dem Tod von Frau Dr. Olbricht schult, vorführte, und ich fand die Wirkung angenehm und effektiv (das zu bearbeitende Thema bezog sich auf das Ende einer Beziehung).

4.3.5 TRE® – Tension, Stress & Trauma Releasing Exercises

Mit dieser Methode kam ich wiederholt durch ein Buchcover in Berührung, das verhieß, man könne sich freizittern. Ich habe mich dabei gefragt, was das bedeuten solle, ohne mir die Zeit zu nehmen, das Thema weiter zu ergründen. Die Erklärung erfolgte jedoch durch eine meiner Patientinnen, wie das folgende Beispiel zeigt.

! *Triggerwarnung: Überfall*

> Fallbeispiel: Monika
> Monika erlebte als Bankangestellte einen Banküberfall durch einen maskierten Täter, der sie während des Überfalls mit einer Schusswaffe bedrohte. Sie reagierte in der Traumathera-

pie gut auf einige EMDR-Sitzungen und zwei IRRT-Sitzungen. Als Restsymptomatik blieb jedoch ein Zittern in ihren Beinen, das sie nicht unter Kontrolle hatte. Bei einem stationären Aufenthalt in einer auf Traumatisierungen spezialisierten Klinik lernte Monika TRE kennen. Dabei können körperliche Traumasymptome durch gezielte Schüttel- und Zitterbewegungen vermindert werden. Monika erlernte diese Übungen und konnte das stressbedingte Zittern ihrer Beine auf ein Minimum reduzieren.

4.3.6 Flash-Technik – und noch einmal EMDR

Es gibt Formen von EMDR, die vielleicht dann geeignet sind, wenn die in Kapitel 3 geschilderte EMDR-Standardvorgehensweise keine guten Ergebnisse liefert, zum Beispiel nicht gut verträglich ist und Patient*innen mit unangenehmen Gefühlen überflutet. Bei der Flash-Technik nach Philip Manfield (Manfield et al., 2017) wird die Belastung eines traumatischen Ereignisses auf der SUD-Skala von 0 bis 10 gemessen. Danach wird ein positives Ressourcen-Erlebnis mit langsamen Stimulationen (abwechselndes Klatschen auf die Oberschenkel) verankert, und bei den folgenden Sets wird nach Aufforderung der Therapeut*in mehrfach mit den Augen ein- bis dreimal gezwinkert und dann wieder die Belastung auf der SUD-Skala gemessen.

⚠ *Triggerwarnung: Arbeitsunfall, Verbrennung*

Fallbeispiel: Sören

Sören hatte bei der Arbeit einen Unfall, bei dem es in einem Gebäude brannte und er Verbrennung davontrug. Er wurde in eine Klinik ausgeflogen und erlebte starke Schmerzen bei der Behandlung seiner Verbrennungen. Er machte danach zunächst eine EMDR-Behandlung, bei der es ihm nach den

EMDR-Sitzungen sehr schlecht ging. Das verringerte seine Therapiemotivation, und er brach die Therapie ab. Nach einem Therapeutenwechsel versuchte die nächste Therapeutin mit ihm die Flash-Technik. Die Belastung des Arbeitsunfalls wurde vor der Anwendung der Flash-Technik ermittelt. Danach verankerte Sören eine schöne Urlaubserinnerung mit der Familie mit Klatschen auf den Oberschenkeln und blinzelte nach Aufforderung der Therapeutin erst einmal bei der Nennung des Wortes »Flash«, dann dreimal. Diese Vorgehensweise vertrug Sören gut, und die Belastung sank stetig.

4.3.7 EMDR in lustig oder: die Arbeitsgedächtnisbombe

Es gibt eine EMDR-Methode, die so absurd wirkt, dass sich meine Patient*innen regelmäßig darüber amüsieren. Dabei folgt man nicht nur mit den Augen dem Lichtbalken, sondern man sagt dazu »Tic Tac« und klatscht auf den Oberschenkeln einen Rhythmus nach folgendem Muster: rechts rechts links, links links rechts, rechts rechts links, links links rechts usw. Alles zusammen zu tun, stiftet eine große Verwirrung.[5] Dies kann eine sehr effektive Methode sein, EMDR anzuwenden und auf eine starke Art die Verarbeitung anzuregen.

Die Bezeichnung Arbeitsgedächtnisbombe (im Original auf Niederländisch »EMD-Knaller«; Leenders & De Jongh, 2017) basiert auf folgender Strategie: Forschungsergebnisse zeigen, dass die EMDR-Stimulation offenbar auch deshalb funktioniert, weil man sich beim Verarbeiten einer Belastung gleichzeitig auf etwas anderes konzentriert. Damit beschäftige man das sogenannte Arbeitsgedächtnis, mit dem man sich in kurzer Zeit etwa sieben Dinge merken kann. Wenn das Arbeitsgedächtnis eines Men-

5 Eine Formulierung, die ich von HP Psych Gina Rauter gelernt habe: erfolgreich Verwirrung stiften.

schen relativ groß ist, also recht viel abspeichern kann, benötigt es offenbar »ordentlich Beschäftigung«, indem man sich auf viele Dinge gleichzeitig konzentrieren muss.

⚠ *Triggerwarnung: MRT*

Fallbeispiel: Maria

Maria hatte seit jeher Angst davor, in einer MRT-Röhre zu liegen. Immer, wenn eine Untersuchung nötig war, verspürte sie massive Fluchtimpulse, sprang von der MRT-Liege auf und floh aus der Praxis.

Maria stellte sich bei ihrer EMDR-Sitzung vor, nicht zu fliehen, sondern auf der Liege ins MRT-Gerät hineingefahren zu werden. Während sie die EMDR-Arbeitsgedächtnisbomben-Stimulation durchführte, wurde in ihrer Vorstellung das MRT »groß wie eine Kathedrale«, und Maria konnte sich gut vorstellen, das nächste Mal zu versuchen, sich ins MRT hineinfahren zu lassen.

5 Die Kostenübernahme einer Behandlung sichern

Bei den Anrufer*innen in meiner Privatpraxis in Marburg gibt es zwei zentrale Fragen an mich: ob ich einen Therapieplatz frei habe und wer der Kostenträger der Behandlung ist. Denn die Anrufer*innen haben unterschiedliche Kostenträger zur Verfügung, und manche sind auch bereit, eine ambulante Psychotherapie selbst zu zahlen. Für mehr Durchblick zu diesem Thema gibt es die folgenden Informationen:

5.1 Krankenversicherungen

Die meisten Menschen in Deutschland sind krankenversichert. Die wiederum größte Gruppe der Versicherten ist gesetzlich krankenversichert bei einer der über 100 gesetzlichen Krankenkassen. Seit einigen Jahren gilt die freie Kassenwahl, das heißt, man kann selbst entscheiden, bei welcher Krankenkasse man Mitglied sein möchte. Das ist deshalb wichtig, weil manche Krankenkassen in manchen Regionen zusätzliche Angebote für den Zugang zu ambulanter Psychotherapie machen, sodass manchmal ein Kassenwechsel dabei helfen kann, schneller einen ambulanten Psychotherapieplatz zu bekommen.

5.1.1 Kassenpraxen

Kassenpraxen im Bereich der psychologischen Psychotherapie und Kinder- und Jugendlichenpsychotherapie durch

Psycholog*innen, Sozialarbeiter*innen, Pädagog*innen und Sozialpädagog*innen gibt es seit dem Jahr 2000. Denn mit dem sogenannten Psychotherapeutengesetz wurden im Jahr 2000 die Berufe »Psychologische(r) Psychotherapeut(in)« und »Kinder- und Jugendlichenpsychotherapeut(in)« geschaffen und gesetzlich geschützt. Tausende Psycholog*innen, die vorher im sogenannten Delegationsverfahren gearbeitet haben (d. h.: ein Ärzt*in hat die Therapie verordnet, die Kosten wurden von den gesetzlichen Krankenkassen erstattet), wurden nun den Fachärzt*innen gleichgestellt und bekamen die Approbation (Heilkundeerlaubnis), konnten sich in die Arztregister der Kassenärztlichen Vereinigungen eintragen und einen Kassensitz bekommen. Das bedeutet, sie bekamen ebenso wie andere niedergelassene Fachärzt*innen eine Abrechnungsnummer, mit der sie am Ende eines Quartals ihre Leistungen mit den jeweiligen Kassenärztlichen Vereinigungen abrechnen konnten.

Seinerzeit wurden diese Abrechnungsnummern ausgegeben, ohne dass ein Kassensitz gekauft werden musste. Das ist heute anders. Meist kaufen jüngere Kolleg*innen älteren den Kassensitz, also die Abrechnungsnummer, für einen fünfstelligen Eurobetrag ab. Ein anderer Weg zur Kassenpraxis kann auch sein, dass Psychotherapeut*innen nachweisen, dass es in einem Gebiet einen großen Mangel an Psychotherapeut*innen gibt. Dann kann eine Kassenärztliche Vereinigung auch eine Bedarfszulassung erteilen.

Eine Abrechnungsnummer mit Kassenärztlichen Vereinigungen haben auch die psychotherapeutischen Ausbildungsambulanzen. Dies sind große Praxen mit zig Psychotherapeut*innen, die sich in Aus- oder Weiterbildungen befindet und hunderte Behandlungsstunden für ihren Abschluss als Psychotherapeut*innen erbringen müssen. Diese Ambulanzen sind an die Psychotherapie-Ausbildungsinstitute oder an Kliniken angeschlossen. Dort ist es auch möglich eine Traumabehandlung zu machen. Die Anfänger*innen werden alle vier Sitzungen von ihren Supervisor*innen überprüft (die Supervisor*innen sind Ausbilder*innen für die laufenden Psychotherapien, und diese tragen auch die Verantwortung für die Psychotherapien der Anfänger*innen).

5.1.2 Kostenerstattung

Paragraph 13 Absatz 3 im Sozialgesetzbuch V besagt, dass gesetzliche Krankenkassen die Kosten einer Privatbehandlung übernehmen müssen, wenn die Krankenkasse es nicht schafft, zeitnah eine passende Krankenbehandlung zu bieten. Im Gesetz heißt es dazu:

> »Konnte die Krankenkasse eine unaufschiebbare Leistung nicht rechtzeitig erbringen oder hat sie eine Leistung zu Unrecht abgelehnt und sind dadurch Versicherten für die selbstbeschaffte Leistung Kosten entstanden, sind diese von der Krankenkasse in der entstandenen Höhe zu erstatten, soweit die Leistung notwendig war. Die Kosten für selbstbeschaffte Leistungen zur medizinischen Rehabilitation nach dem Neunten Buch werden nach § 18 des Neunten Buches erstattet. Die Kosten für selbstbeschaffte Leistungen, die durch einen Psychotherapeuten erbracht werden, sind erstattungsfähig, sofern dieser die Voraussetzungen des § 95c erfüllt.«

In Paragraph 95c des Sozialgesetzbuchs V geht es um die »Voraussetzung für die Eintragung von Psychotherapeuten in das Arztregister«, und dort heißt es:

> »Bei Psychotherapeuten setzt die Eintragung in das Arztregister voraus:
>
> - die Approbation als Psychotherapeut nach § 2 des Psychotherapeutengesetzes und
> - den erfolgreichen Abschluss einer Weiterbildung
> - für die Behandlung von Erwachsenen in einem durch den Gemeinsamen Bundesausschuss nach § 92 Absatz 6a anerkannten Behandlungsverfahren,

- für die Behandlung von Kindern und Jugendlichen in einem durch den Gemeinsamen Bundesausschuss nach § 92 Absatz 6a anerkannten Behandlungsverfahren oder
- in einem anderen Fachgebiet mit der Befugnis zum Führen einer entsprechenden Gebietsbezeichnung, sofern dem Fachgebiet Methoden oder Techniken zugrunde liegen, die vom Gemeinsamen Bundesausschuss anerkannt worden sind.«

Das bedeutet, dass gesetzlich versicherte Menschen, die keinen Therapieplatz bei einer Kassenpraxis bekommen, Privatbehandlungen bei approbierten und im Arztregister eingetragenen Psychotherapeut*innen bezahlt bekommen müssen. Seit der Reform der Psychotherapierichtlinie 2017 wurde jedoch die sogenannte psychotherapeutische Sprechstunde eingeführt. Das heißt, dass volle Kassenpraxen in der Woche vier Stunden dafür freihalten müssen, neue Patient*innen in einem Erstgespräch kennenzulernen. Hierdurch ist es möglich, dass Betroffene schnell ein Gespräch mit Psychotherapeut*innen führen können. Wenn diese jedoch keinen Therapieplatz freihaben, hilft das erst einmal auch nicht weiter. Bei Traumapatient*innen müsste das Angebot ja außerdem traumatherapeutisch sein, und wenn jemand nur einem männlichen Therapeuten oder nur einer weiblichen Therapeutin vertrauen kann, muss auch das Geschlecht stimmen. Daher gilt das Recht auf Kostenerstattung einer ambulanten Psychotherapie in einer Privatpraxis immer noch und kann gegebenenfalls vor dem Sozialgericht eingeklagt werden.

5.1.3 Direktverträge

Es gibt gesetzliche Krankenversicherungen, die mit Kassen- und/oder Privatpraxen Direktverträge abschließen. Hierbei kann es um eine Verbesserung der Versorgung gehen, wie zwei Beispiele zeigen:

- Die Bahn BKK geht Direktverträge mit Privatpraxen ein, damit ihre Versicherten schnell einen ambulanten Psychotherapieplatz bekommen.
- Andere Krankenversicherungen können Direktverträge abschließen, zum Beispiel mit dem Ziel, dass Versicherte, die lange arbeitsunfähig erkrankt sind, schnell einen ambulanten Therapieplatz bekommen.

5.1.4 Private Krankenversicherungen und Beihilfen

Etwa zehn Prozent der Versicherten sind privat versichert. Hierbei gibt es drei verschiedene Gruppen:

- Die vollversicherten Privatpatient*innen – hierbei handelt es sich um Selbstständige und Freiberufler*innen, aber auch um Angestellte, die die Beitragsbemessungsgrenze des Einkommens überschreiten. Außerdem können deren Kinder privat versichert sein.
- Die Beamt*innen, die durch einen sogenannten Beihilfeergänzungstarif privat versichert sind – diese Versicherten müssen klären, wie das Antragsverfahren für die Kostenübernahme einer ambulanten Psychotherapie bei ihrer Beihilfe abläuft und was ihre private Krankenversicherung benötigt, um ihren Teil der Rechnungen zu erstatten.
- Die Angehörigen von Soldat*innen bekommen Beihilfen des Bundes und schließen dazu ergänzend eine private Krankenversicherung ab.

Hierbei ist zu beachten, dass es viele verschiedene Tarife gibt und sich die Versicherten erkundigen müssen, ob Psychotherapie bei der privaten Krankenversicherung mitversichert ist. Weiterhin ist zu klären, ob eine bestimmte Sitzungsanzahl zu beantragen ist oder ob im Tarif eine feste Anzahl an Sitzungen im Kalenderjahr enthalten ist.

Da die private Gebührenordnung seit Jahrzehnten nicht aktualisiert worden ist, rechnen einige Psychotherapeut*innen einen erhöhten Satz ab, sodass es zu Zuzahlungen kommen kann.

5.1.5 Heilfürsorge für Soldat*innen

Soldat*innen können zum Beispiel durch das Erleben von Traumata bei ihren Einsätzen oder bei Übungen traumatisiert sein. Sie dürfen sowohl zivile Kassenpraxen als auch zivile Privatpraxen von Psychotherapeut*innen aufsuchen. Dafür benötigen sie für die probatorische Phase zunächst eine Kostenübernahmeerklärung ihres Sanitätsversorgungszentrums. Weitere Kostenübernahmeerklärungen werden benötigt, wenn weitere Therapieabschnitte von Bundeswehr-Gutachter*innen bewilligt wurden.

5.1.6 BAfF-Zentren

BAfF steht für Bundesweite Arbeitsgemeinschaft der psychosozialen Zentren für Flüchtlinge und Folteropfer. Diese informiert über psychosoziale Zentren bundesweit darüber, wie Psychotherapie für Geflüchtete beantragt werden kann. In einer diesbezüglichen Arbeitshilfe (BAfF e. V., 2020) wird beschrieben, dass die Finanzierung einer Psychotherapie für Geflüchtete »auf einem recht komplexen System« beruht und von Aufenthaltsstatus, Aufenthaltsdauer in Deutschland sowie vom Beschäftigungsstatus abhängt.

5.2 Berufsgenossenschaften und Unfallkassen

Unfallversicherungsträger und Durchgangsärzt*innen (kurz D-Ärzt*innen) können das sogenannte Psychotherapeutenverfahren einleiten, wenn jemand einen Arbeitsunfall hatte und dabei seelisch traumatisiert wurde. Auf der Website der Deutschen Gesetzlichen Unfallversicherung (kurz DGUV) heißt es dazu:

> »Das Psychotherapeutenverfahren dient der zügigen psychologisch-therapeutischen Intervention nach Arbeitsunfällen oder Berufskrankheiten. Damit soll einer Entstehung und Chronifizierung von psychischen Gesundheitsschäden frühzeitig entgegengewirkt werden.
>
> Nur ärztliche und psychologische Psychotherapeuten, die über spezielle fachliche Befähigungen verfügen und zur Übernahme bestimmter Pflichten bereit sind, können am Psychotherapeutenverfahren beteiligt werden« (DGUV, o.J.).

Wenn Sie bei der Arbeit durch einen Arbeitsunfall auch seelisch traumatisiert wurden (z.B. durch einen Überfall, einen Angriff, eine tödliche Bedrohung oder eine starke Verletzung), können Sie auf der Website der DGUV im Psychotherapeutenverfahren zugelassene Traumatherapeut*innen finden. Hierbei können auch EMDR-Therapeut*innen vertreten sein, weil die DGUV auch die EMDR-Ausbildung als traumatherapeutische Qualifikation anerkennt.

5.3 Fonds Sexueller Missbrauch (FSM)

Der Fonds Sexueller Missbrauch (FSM) in Berlin gehört zum sogenannten Ergänzenden Hilfesystem (EHS). Auf der Website des Fonds schreibt dieser über sich selbst:

> »Das Ergänzende Hilfesystem (EHS) mit dem Fonds Sexueller Missbrauch (FSM) hilft, wenn andere Leistungsträger nicht (mehr) helfen.
>
> Wer als Kind oder Minderjährige/Minderjähriger sexualisierte Gewalt im familiären oder institutionellen Kontext erleben

musste, benötigt häufig mehr und andere Unterstützung zur Linderung der Folgen, als die gesetzlichen Leistungssysteme gewähren.

Ihre Krankenkasse bewilligt keine weiteren Stunden Psychotherapie? Wir können die Kosten für die Fortführung Ihrer Psychotherapie bewilligen.

Sie brauchen Physiotherapie, können sich die Zuzahlungen aber nicht leisten? Wir können Ihren Eigenanteil übernehmen.

Auch andere Kosten können übernommen werden. Informationen zu Leistungen finden Sie in der Rubrik Antragstellung. Dort finden Sie auch das Antragsformular und Antworten auf häufig gestellte Fragen« (FSM, o.J.).

Beim Antragstellen können Beratungsstellen für Menschen, die sexuellen Missbrauch erlebt haben, helfen. Nach Bewilligung der Leistungen für ambulante Psychotherapie (bei meinen Patient*innen waren das bisher jeweils 10.000 Euro) können die Betroffenen selbst die Rechnungen für die Psychotherapie einreichen, oder nach einer entsprechenden Abtretungserklärung können Psychotherapeut*innen die Rechnungen direkt zum FSM schicken.

5.4 Leistungen nach dem Opferentschädigungsgesetz (OEG)

Das Opferentschädigungsgesetz soll Opfern im Auftrag des Staates Leistungen erbringen, wenn der staatliche Schutz der Bürger*innen vor Gewalttaten und Schädigungen durch kriminelle Handlungen versagt hat.

Es können Anträge zur Aufnahme ins OEG-Trauma-Netzwerk gestellt werden. Hier beschreibe ich exemplarisch ein Beispiel aus Hessen: Auf der Website des Regierungspräsidenten Gießen heißt es zu weiteren psychotherapeutischen Leistungen:

»Als Erwachsener erhalten Sie fünf therapeutische Sitzungen. Kinder und Jugendliche erhalten acht therapeutische Sitzungen. Dieser Anspruch kann nach Bedarf um maximal zehn weitere Sitzungen ausgedehnt werden.

Darüber hinaus werden die notwendigen und angemessenen Fahrtkosten vom Wohnort zur Traumaambulanz (und wieder zurück) übernommen. Des Weiteren können die Fahrtkosten für eine Begleitperson oder die Betreuung von Kindern in der Zeit der Behandlung übernommen werden.

Sollten Sie einen Dolmetscher benötigen, wird dieser gerne von dem zuständigen Hessischen Amt für Versorgung und Soziales beauftragt und die Kosten übernommen« (Regierungspräsidium Hessen, o. J.).

Bei der Beantragung empfiehlt sich Unterstützung durch die Opferorganisation Weißer Ring, die im Übrigen Beratungsschecks ausstellt, auch für ein psychotherapeutisches Erstgespräch.

5.5 Andere Versicherungen

Psychotherapien können auch von anderen Versicherungen bezahlt werden wie zum Beispiel von einer Kraftfahrzeug-Haftpflichtversicherung, wenn es bei einem Verkehrsunfall zu einer Traumatisierung von Fahrzeuginsassen kommt.

5.6 Akuthilfe durch Consulting-Unternehmen und Employee Assistance Programs (EAP)

Es gibt Unternehmen wie zum Beispiel die HumanProtect Consulting GmbH (eine Tochter der R+V-Versicherungen), die Unternehmen und Privatpersonen nicht nur psychologische Ersthilfe anbieten, sondern auch traumatherapeutische Erstinterventionen und Kurzzeittherapie. Kostenträger können hier neben Privatpersonen und Berufsgenossenschaften auch Arbeitgeber*innen sein, die diesen Service für traumatisierte Mitarbeiter*innen anbieten. Das kann auch über ein betriebliches Employee Assistance Program (kurz EAP) erfolgen. Üblicherweise beinhaltet das EAP von Unternehmen für ihre Mitarbeiter*innen Beratung bei psychischen Problemen am Arbeitsplatz, Stressmanagement, Suchtberatung, Konfliktberatung, Gesundheitsberatung und vieles mehr. Daher kann auch die Betreuung von traumatisierten Mitarbeiter*innen durch Psychotherapeut*innen eines externen Consulting-Unternehmens im Auftrag des Unternehmens eine Möglichkeit der traumatherapeutischen Intervention sein. Für Unternehmen kann sich diese Investition lohnen, da sie zum Beispiel Fehlzeiten von Mitarbeiter*innen reduziert.

⚠ *Triggerwarnung: Selbstmord*

Fallbeispiel: Martina

Martina ist neben ihrer Tätigkeit in eigener Praxis auch als freiberufliche Mitarbeiterin bei einem Consulting-Unternehmen tätig, das EAP-Leistungen für Unternehmen erbringt. In diesem Kontext bekam Martina den Auftrag, zu einem Unternehmen zu fahren, das den Suizid eines Mitarbeiters zu beklagen hatte. Martina war für Gespräche mit Mitarbeiter*innen gebucht worden, die Schuldgefühle hatten. So gab es Führungskräfte, die den verstorbenen Mitarbeiter zuletzt schlecht beurteilt hatten und befürchteten, dass das zum Suizid des Mitarbeiters geführt habe. Das Unternehmen wollte es seinen Mitarbeiter*innen leicht machen und die Hemmschwelle senken, ihre Probleme mit einer Psychotherapeutin zu besprechen, indem sie Martina im Rahmen von EAP für einen halben Tag in ihrer Firma buchten.

5.7 Selbst zahlen

Bei überfüllten Kassenpraxen schafft die Möglichkeit, eine ambulante Psychotherapie selbst zu zahlen, wahrscheinlich einen schnelleren Zugang zu einem Therapieplatz in Privatpraxen und Praxen von Heilpraktiker*innen.

Für manche Betroffene ist außerdem ein Argument fürs Selbstzahlen einer Psychotherapie, dass sie hiermit bei Gesundheitsfragen beim Abschluss von Versicherungen oder bei einer amtsärztlichen Überprüfung vor einer Verbeamtung eine nirgendwo registrierte Psychotherapie nicht angeben müssen.

Wer sich die Kosten leisten kann, sollte die Rechnungen für die Steuererklärung aufheben, weil diese gegebenenfalls steuerlich absetzbar sind.

5.8 Selbsterfahrung für Psychotherapeut*innen

Psychotherapeut*innen können selbst primär oder sekundär traumatisiert werden. Eine primäre Traumatisierung kann zum Beispiel bei der Arbeit erfolgen, wenn Psychotherapeut*innen in Settings arbeiten, in denen sie von Patient*innen angegriffen werden können. Das kann beispielsweise auf einer geschlossenen Station einer psychiatrischen Klinik sein, wenn psychotische aggressive Patient*innen Mitarbeiter*innen tätlich angreifen, würgen oder gar töten wollen.

Eine sekundäre Traumatisierung kann erfolgen, wenn Traumatherapeut*innen durch traumatische Schilderungen ihrer Patient*innen traumatisiert werden. Hier kann eine EMDR-Selbsterfahrung helfen: Selbsterfahrung ist eine anerkannte Form der ärztlichen/psychotherapeutischen Fortbildung, bei der auch Fortbildungspunkte gesammelt werden können. Psychotherapeutenkammern führen Listen ihrer anerkannten Selbsterfahrungsleiter*innen, und Sie können überprüfen, welche davon auch EMDR-Therapeut*innen sind.

6 Alles, was Sie selbst tun können

Empfehlungen für die Wartezeit und am Ende einer erfolgreichen EMDR-Behandlung

Auch wenn allen Betroffenen zu wünschen ist, dass sie – hoffentlich auch durch die Informationen im vorausgehenden Kapitel – schnell passende Traumatherapeut*innen finden: Hier sind einige Empfehlungen, was Sie selbst tun können, wenn dem nicht der Fall ist.

Einige der im Folgenden beschriebenen Maßnahmen sind aber auch begleitend zu einer Traumatherapie und danach hilfreich dabei, Erfolge zu festigen und einen Rückfall zu verhindern.

6.1 Imaginationsübungen anwenden

6.1.1 Die Tresorübung

Damit Menschen mit Posttraumatischer Belastungsstörung nicht immer wieder durch eindringliche Erinnerungen oder gar Flashbacks ihrer Traumatisierung(en) terrorisiert werden, empfiehlt es sich, die Fähigkeit zu haben, diese in einem Tresor als Bilder, Filme oder Ähnliches abzulegen. Im Internet finden sich Anleitungen zu dieser Übung, zum Beispiel auf der Website der Refugee Trauma Help aus Solingen (Refugee Trauma Help, o. J.).

6.1.2 Die Übung des inneren sicheren Ortes oder Wohlfühlortes

Neben etlichen Übungen, die sich dazu auf Youtube finden, ist es auch möglich, die CD *Imagination als heilsame Kraft* von Luise Reddemann (2016) zu bestellen, auf der sie unter anderem auch diese Übung persönlich vorliest. Mithilfe dieser Übung ist es möglich, sich selbst zu beruhigen und eine imaginäre Sicherheit herzustellen.

6.1.3 Innere-Kind-Arbeit

Wer ein oder mehrere verletzte innere Kinder hat (gemeint sind damit Ich-Zustände, in denen belastende Erinnerungen und Gefühle abgespeichert sind), kann einiges tun, um sich um das innere Kind zu kümmern. Eine Maßnahme kann sein, für dieses verletzte Kind einen altersentsprechenden sicheren Ort zu schaffen mit altersentsprechenden inneren Helfer*innen wie zum Beispiel idealen Eltern.

6.1.4 Innere Helfer*innen finden

Die Verbindung zu inneren Helfer*innen kann viel Kraft mobilisieren. Viele Patient*innen, mit denen ich darüber spreche, fangen an zu lächeln, wenn ihnen Pippi Langstrumpf, das stärkste Mädchen der Welt, einfällt, oder andere Superhelden aus Comicbüchern. Einer Patientin fiel vor einiger Zeit auf, dass in meinem Gruppenraum ein Poster von Asterix und Obelix beim Festessen mit den Bewohner*innen des gallischen Dorfes hängt. Das sind *meine* inneren Helfer*innen, die mich mit der Kraft des siegreichen Widerstandes in Verbindung bringen, denn Cäsar und das Römische Reich konnten laut dieser Comicreihe nicht ganz Gallien erobern, weil das gallische Dorf, das Asterix, Obelix und den Zaubertrank von Miraculix hatte, nicht besiegt werden konnte.

⚠ *Triggerwarnung: Mobbing*

> **Beispiel: innere Helfer*innen**
> Sabine hatte ihrer Tochter, als diese klein war, *Die kleine Hexe* von Otfried Preußler vorgelesen. Auch die CDs davon hatten sie bei langen Autofahrten gemeinsam gehört. Einmal passierte Sabine etwas Schlimmes: Sie wurde aus einer Fortbildung rausgeworfen mit der Unterstellung, dass sie psychisch krank sei. Später stellte sich heraus, dass die Fortbildungsleiterin Sabine nicht leiden konnte und nicht weiter mit ihr zusammenarbeiten wollte (denn Sabine sollte in der Trauma-Hilfsorganisation arbeiten, in der auch die Fortbildungsleitung tätig war). Bei einer Autofahrt, bei der Sabine sehr niedergeschlagen und verletzt war, fand sie im Auto eine CD mit der *Kleinen Hexe* und hörte die Geschichte nun mit ganz anderen Ohren: Ihr fiel auf, dass die kleine Hexe, der es vorher verwehrt worden war, bei der Walpurgisnacht mit den anderen Hexen auf dem Blocksberg zu reiten, am Ende allen Hexen ihre Hexenbücher und Hexenbesen wegzauberte, daraus einen Scheiterhaufen auf dem Blocksberg aufbaute und am Ende allein mit ihrem Raben Abraxas anlässlich der Walpurgisnacht um das Feuer ritt. Für Sabine bedeutete diese Geschichte, dass die kleine Hexe sich vom Establishment nicht kaputtmachen ließ, sondern eine Kraft besaß, unabhängig von Hierarchien zu sein und am Ende zu gewinnen. Das gab Sabine die Kraft, sich zu beschweren und die Fortbildung bei einem anderen Anbieter zu machen und erfolgreich abzuschließen.

6.1.5 Entspannungsübungen

Entspannungsübungen können wichtig dabei sein, die erhöhte Erregung des Nervensystems nach einer Traumatisierung immer wieder herunterzufahren. Dabei können unterschiedliche Entspannungstechniken angemessen sein. Zuweilen wird von imaginativen Entspannungstechniken wie Achtsamkeitsmeditationen (wie z. B. Body-Scan oder innerer Beobachter) abgeraten, sollten Patient*innen bei diesen Übungen eventuell in traumatische Erinnerungen abschweifen. Es kommt hierbei sicherlich auf den Versuch an, denn diese Übungen können für traumatisierte Menschen eine angenehme innere Distanz zu Gedanken, Gefühlen und Körperempfindungen schaffen. Abgesehen von Youtube und Spotify können auch CDs wie die oben genannte von Luise Reddemann als akustischen Quelle für die Übungen dienen.

Für wen sich Meditationen nicht so gut eignen, für den oder die könnte eine mehr körperliche Entspannungsform zielführend sein wie zum Beispiel die Progressive Muskelentspannung nach Jacobson (kurz PMR genannt, nach der englischen Bezeichnung Progressive Muscle Relaxation). Die Konzentration auf das Anspannen und Entspannen verschiedener Muskelgruppen lenkt die Aufmerksamkeit dorthin und geht ins Spüren des Körpers – mit weniger Konzentration auf den inneren Schirm. Schmerzende oder unangenehme Muskelgruppen oder Körperbereiche können übersprungen werden. Es finden sich auf Youtube und Spotify viele Übungen unterschiedlicher Länge.

6.2 Ausdauersport treiben

Nein, es geht hier nicht um vermeintliche körperliche Problemzonen, sondern um etwas viel Wichtigeres, nämlich seelische Gesundung – aus zwei Gründen:

Wenn traumatisierte Menschen angetriggert sind, schütten sie Stresshormone wie Adrenalin aus. Wofür sind diese Stresshormone gut? Für etwas, was wir heutzutage im Alltag in Mitteleuropa wohl relativ wenig brauchen, nämlich eine Kampf- oder Fluchtreaktion. Stresshormone sind im übertragenen Sinne so etwas wie ein Supertreibstoff, der Mensch und Tier in die Lage versetzt, vor dem überlegenen Feind zu fliehen (und zum Beispiel möglichst hoch auf einen Baum zu klettern) oder den unterlegenen Feind im Kampf körperlich zu besiegen, sodass die Machtfrage geklärt ist. Wir modernen Menschen machen beides aber relativ selten, und so haben wir Adrenalin viel zu lange im System, was toxisch für uns ist. Eine gute Möglichkeit, dem entgegenzuwirken, also Adrenalin abzubauen und zu entspannen, ist Ausdauersport. Wir reden hier von:

- Joggen
- Radfahren
- Schwimmen
- Walking

Es wird etwas dabei sein, was Ihnen körperlich möglich ist. Was Dauer und Häufigkeit angeht, können Sie im Gespräch mit Ärzt*innen und Fitnesstrainer*innen ihren eigenen Plan entwickeln, der wahrscheinlich auf zwei- bis dreimal wöchentlich hinausläuft. Vermehrt mit dem Fahrrad zu fahren bekommt hier noch einen ganz eigenen Sinn außer dem des Klimaschutzes.

Aufgrund eines anderen Themas sollten Sie sich auf mindestens 35 Minuten Ausdauersport steigern, denn Sie können dabei nicht nur Adrenalin abbauen, sondern auch etwas anderes Gesundes produzieren, nämlich die sogenannten BDNF. Diese Abkürzung steht für den englischen Begriff Brain Derived Neurotrophic Factor und bedeutet zu Deutsch »vom Gehirn stammender neurotropher Faktor«. Es handelt sich also um Nervennahrung. Diese Nervennahrung hält den Bereich im Großhirn, in dem Gefühle verarbeitet werden, gut ernährt. Sind zu wenig BDNF vorhanden, können Depressionen in Form von Interessenverlust die Folge sein. BDNF werden im Körper nach 35 Minuten Ausdauersport ausgeschüttet. Sie können mit Ausdauersport also zwei Fliegen mit einer Klappe schlagen.

6.3 Eine Selbsthilfegruppe besuchen

Bis Sie einen Traumatherapieplatz finden – oder nach einer erfolgreichen Therapie zur Rückfallprophylaxe –, können Sie überlegen, ob Ihnen eine Selbsthilfegruppe helfen kann. Selbsthilfegruppen sind aus psychotherapeutischer Sicht in vielfacher Weise spannend. Das fängt mit der Finanzierung an: Gesetzliche Krankenkassen sind zur Finanzierung von Selbsthilfegruppen verpflichtet. Bei Ihrer regionalen Selbsthilfekontaktstelle können Sie überprüfen, ob es in ihrer Region eine Selbsthilfegruppe für traumatisierte Menschen gibt. Wenn nicht, können Sie selbst eine solche Gruppe gründen, und die regionale Selbsthilfekontaktstelle wird Ihnen dabei helfen, einen Raum zu bekommen und Öffentlichkeitsarbeit für die Selbsthilfegruppe zu machen (z. B. diese auf einer Website aufzuführen oder sie in einen Infoflyer aufzunehmen).

Eine Trauma-Selbsthilfegruppe könnte dabei helfen, die oben beschriebenen Stabilisierungsübungen und Entspannungsübungen gemeinsam zu machen.

Aus meiner Sicht wäre es wichtig darauf zu achten, dass eine solche Gruppe nicht von Personen unterwandert wird, die die verletzliche Seite von traumatisierten Menschen ausnutzen. Es müssten Gruppenregeln geschaffen werden, die sicherstellen, dass die Gruppenmitglieder in der Gruppe geschützt sind.

6.4 Ressourcen stärken

Sammeln Sie die besten Erlebnisse, die Sie in Ihrem Leben hatten. Ich nenne dies immer das kleine Schatzkästlein, das man hat. Polieren Sie Ihre kleinen Juwelen in Ihrem inneren Erinnerungsschatzkästlein.

All meinen Patient*innen fällt das Zusammenstellen von bis zu zehn besten Erinnerungen nicht leicht. Setzen Sie sich dabei also nicht unter Druck. Sie können nach und nach beste Erinnerungen aus den folgenden Bereichen finden:

- Familie: Oftmals gibt es liebevolle, verwöhnende Großeltern. Manchmal ist eine schöne Erinnerung zum Beispiel Omas Griesbrei, bei mir ist es Omas Pflaumenkuchen.
- Hobbys und was man gern spielt oder als Kind gern gespielt hat: Das kann Sport sein, Handwerkliches, Erinnerungen an Spielsachen, Spielen im Wald oder Ähnliches. Ich habe als Kind zum Beispiel Muscheln, Schneckenhäuser und Mineralien gesammelt und die dazugehörigen Was-ist-was-Bücher gelesen.
- Erfolge, zum Beispiel in der Schule, in der Ausbildung, im Studium, im Beruf. Für mich ist zum Beispiel ein Erfolg, mit Kind studiert und mein Psychologie-Diplom gemacht zu haben.
- Freundschaften. Ich erinnere mich gern an meine befreundeten Kolleg*innen in meiner Psychotherapie-Ausbildungszeit.
- Urlaube oder schöne Plätze: Oftmals erinnern Patient*innen schöne Strände. Ich freue mich sehr über die Erinnerung daran, auf der griechischen Insel Santorini auf die Caldera, den von Meerwasser gefluteten Vulkankrater, zu blicken, oder daran, zum ersten Mal die Pyramiden von Gizeh zu sehen.
- Beziehungen. Dazu kann auch eine gelungene Hochzeit gehören.
- Falls eine Geburt nicht traumatisch war, kann es auch die Geburt eines Kindes sein.

Eine Möglichkeit wäre sicher auch, in einer Trauma-Selbsthilfegruppe den EMDR-Ressourcenaufbau mit der oben geschilderten Schmetterlingsumarmung zu machen, indem jedes Gruppenmitglied an eine schöne Erinnerung denkt und mit langsamer EMDR-Stimulation daran wie folgt ansetzt:

- Welches Gefühl kommt bei der Erinnerung an den besten Moment auf?
- Wo ist das gute Gefühl im Körper spürbar?

Eine weitere Ressourcenstärkung kann sein, sogenannte positive Aktivitäten auszuführen, das heißt, Tätigkeiten nachzugehen, die Ihnen Spaß machen oder die Erfolgserlebnisse darstellen. Unter den Stichwörtern »Liste positiver Aktivitäten« finden sich im Internet Listen, die Sie für sich individuell anpassen können, um dann zu planen, was davon Sie in den nächsten Tage umsetzen möchten.

Beispiele für positive Aktivitäten

Das werde ich nach der Abgabe dieses Buchmanuskripts machen:

- auf dem Edersee Boot fahren
- eine Thai-Massage buchen (Denn leider ist mein Nacken durch das Schreiben hart und schmerzt.)
- mehr ins Fitnesscenter gehen, dreimal die Woche
- mit meinem Mann Tischtennis spielen
- einen Kurzurlaub nach Berlin vorbereiten, wo ich einmal im Jahr hinfahre und in meine veganen Lieblingsrestaurants gehe
- meine Speisekammer aufräumen und ausmisten
- Steuerbelege einsortieren (Das ist zwar unangenehm, aber wenn es gemacht ist, fühle ich mich sehr gut.)[6]

6.5 Den Selbstwert stärken

Ich verwende in meiner Praxis eine Selbstlob-Übung (Richter, 2024), die ich Ihnen hier vorstellen möchte. Teilen Sie ein Blatt Papier in vier Teile, indem Sie in der Mitte ein Kreuz einzeichnen,

6 Hier sehen Sie ein Beispiel dafür, wie wir Therapeut*innen uns als Modell nehmen. Das tun wir nicht, weil wir etwas von uns erzählen *wollen*, sondern um unseren Patient*innen zu helfen, eigene Antworten zu finden.

sodass Ihnen vier Felder zur Verfügung stehen. Geben Sie den Feldern folgende Überschriften:

- Meine Talente
- Meine Erfolge
- Was ich an mir mag
- Wofür andere mich loben/wofür ich Komplimente bekomme

Erfahrungsgemäß dauert es seine Zeit, bis Patient*innen etwas in die einzelnen Felder eingetragen haben. Nehmen Sie sich die Zeit. Das Blatt darf wachsen, über mehrere Tage und Wochen.

> Beispiel: ausgefülltes Selbstlob-Blatt
> - Meine Talente: singen, Sprachen, schöne Stimme
> - Meine Erfolge: Schulabschluss, Berufsabschluss, Führerschein
> - Was ich an mir mag: Augenfarbe, Haarfarbe, Mut, Musikalität, manchmal ein bisschen verrückt
> - Wofür andere mich loben/wofür ich Komplimente bekomme: schöne Augen, schöne Stimme, Fleiß und Produktivität

6.6 Täter*innenkontakt beenden

Menschen können durch Umweltreize wie zum Beispiel Feuer, Explosionen, Überschwemmungen oder Industrieunfälle traumatisiert werden. Sie können aber auch durch Menschen traumatisiert werden. Dies kann durch verschiedene Formen von Gewalt geschehen (körperlich, sexuell, seelisch), und dabei ist für die Gesundung eine wichtige Frage, ob noch Kontakt zu einem oder mehreren Menschen besteht, die Betroffene traumatisiert haben.

Wir haben oben (Kap. 2.2) etwas über die Amygdala gelernt. Diese spielt in unserem Gehirn, wie ich zu meinen Patient*innen immer sage, die Rolle der Security. Alles, was wir wahrnehmen und was in die Verarbeitungszentren in unserem Gehirn weitergeleitet wird, wird auch mit einer schnellen Kopie an die Amygdala weitergeleitet mit der Frage, ob dies gefährlich ist, damit im Gefahrenfall die Nebennierenrinde den Befehl bekommt, schnell Adrenalin auszuschütten, und damit vom entspannten Nervensystem, dem Parasympathikus, ins Kampf-und-Flucht-Nervensystem, den Sympathikus, umgeschaltet wird.

Traumabearbeitung bedeutet auch, das Nervensystem zu beruhigen, das von Fehlalarmen, die durch Flashbacks und eindringliche Erinnerungen an das Trauma oder die Traumata entstehen, sehr oft beunruhigt ist. Das führt dann zu Schreckhaftigkeit, übermäßiger Wachsamkeit, Schlafproblemen, Reizbarkeit und Anspannung.

Besteht noch Kontakt zum*zur Täter*in, schlägt die Amygdala zu Recht Alarm. Dann ist noch keine reale Sicherheit da. Sie können ihre zukünftige Traumabehandlung dadurch unterstützen und eine wichtige Grundlage schaffen, indem Sie dafür sorgen, dass Sie keinen Täter*innenkontakt mehr haben.

6.7 Beratungsstellen aufsuchen

Das Aufsuchen von Beratungsstellen kann für traumatisierte Menschen in verschiedenen Situationen hilfreich sein. So können Berater*innen vom Weißen Ring Kriminalitätsopfern mit vielerlei Know-how nicht nur bezüglich Anschubfinanzierungen helfen; auch OEG-Traumaambulanzen können Erstberatungen durchführen (siehe Kap. 5.4). Vereine für die Beratung traumatisierter Menschen wie zum Beispiel Wildwasser oder Zartbitter können Wegweiser für das benötigte Hilfs- oder Unterstützungsangebot sein.

6.8 Selbstverteidigung lernen

Viele betroffene Menschen, die Traumatisierung erlebt haben, kennen das Gefühl, während einer traumatischen Situation erstarrt zu sein. Hierbei handelt es sich um einen biologischen Notfallmechanismus, der uns auch aus der Tierwelt bekannt ist: Es ist der Totstellreflex, der dem Fressfeind signalisiert, dass die potenzielle Beute tot ist und damit verdorben und nicht mehr schmackhaft.

Was sich hier vielleicht ein bisschen lustig liest und in Youtube-Videos aus der Tierwelt auch lustig aussieht, wenn die sich totstellende Ente einfach wieder wegwatschelt, nachdem der potenzielle Fressfeind weg ist, schildern von Traumatisierung Betroffene oftmals sehr betrübt, wenn sie sich daran erinnern, wie schlimm es für sie war, erstarrt gewesen zu sein. Denn es bedeutete, sich wider Willen nicht mehr bewegen zu können.

Was dabei hilft, für die Zukunft die Wahrscheinlichkeit zu erhöhen, nicht mehr zu erstarren, sondern sich bewegen, gegebenenfalls sogar kämpfen oder fliehen zu können, ist das Erlernen von Selbstverteidigungstechniken. An vielen Orten werden auch Selbstverteidigungskurse für Frauen angeboten, sodass es auch reine Frauengruppen gibt.

6.9 Eine DBT-Skillsgruppe besuchen

DBT steht für Dialektisch-Behaviorale Therapie nach Marsha Linehan. Dies ist eine Therapieform, die Borderline-Patient*innen empfohlen wird. Eine Skillsgruppe ist eine Gruppe, in der Fertigkeiten erlernt werden aus den Bereichen

- Achtsamkeitsmeditation,
- Skillstraining zum Erlernen von Fertigkeiten gegen Anspannung, Dissoziationen und Selbstverletzung,
- Verbesserung zwischenmenschlicher Beziehungen,

- Umgang mit Gefühlen und
- Steigerung der Stresstoleranz.

Vielleicht gibt es an Ihrem Wohnort eine Skillsgruppe, die einen Platz für Sie frei hat, falls sie dissoziativ sind, komplex traumatisiert bzw. auch unter einer Borderline-Persönlichkeitsstörung leiden. Solche Gruppen werden nicht nur ambulant angeboten, sondern auch für externe Besucher*innen in Kliniken, aber auch von Berufsgruppen wie Ergotherapeut*innen oder psychiatrischen Pflegekräften.

6.10 Gesunde Beziehungen pflegen

Mein Lieblingsbuch für Partnerschaftsthemen heißt *Partnerschaftsprobleme?* Die Autoren sind die erfahrenen Psychologie-Professoren Schindler, Hahlweg und Revenstorf (2020), die viele Erfahrungen und Forschungsergebnisse in ihr Buch gepackt haben. Ich finde, jede*r sollte es lesen. Auch für traumatisierte Menschen finden sich dort hilfreiche Konzepte.

Eines ihrer Konzepte ist das sogenannte Beziehungskonto: Es gibt angenehme Handlungen in Beziehungen, die Einzahlungen auf das Beziehungskonto sind, und unangenehme Handlungen, die Abhebungen von diesem Konto darstellen. Wichtig ist, dass viel eingezahlt und wenig abgehoben wird.

> Beziehungskonto
> Einzahlungen können Handlungen sein wie Zuhören, Zärtlichkeit, gemeinsame Aktivitäten, Unterstützung und viele mehr. Abhebungen können sein, wenn jemand nicht zuhört, eine verletzende Bemerkung macht, einen auslacht und vieles mehr.
>
> Für die Zufriedenheit in einer Beziehung ist es wichtig, dass mehr eingezahlt als abgehoben wird. Dafür kann durch soge-

nannte Verwöhntage gesorgt werden, das heißt, dass man für den Partner oder die Partnerin einen schönen Tag plant und durchführt bzw. den Tag mit Verwöhnaktivitäten spickt. Das kann ein leckeres Frühstück sein, ein schöner Tagesausflug und abends eine Massage.

Ein weiterer wichtiger Themenpunkt ist eine gute Problemlösefähigkeit. Hierzu gehört es, ein Problem sensibel anzusprechen und einander gut zuzuhören, Ziele zu definieren, Lösungen zu sammeln, sich auf einen Lösungsvorschlag zu einigen, diesen umzusetzen und nach einiger Zeit zu prüfen, ob das Ziel auch erreicht wurde – falls nicht, sollte man eine andere Lösungsmöglichkeit auswählen und es noch einmal probieren.

⚠ *Triggerwarnung: sexuelle Gewalt*

Fallbeispiel: Regina

Regina war seinerzeit von ihrem damaligen Partner mehrfach vergewaltigt worden. Nach der erfolgreichen Trennung von diesem Partner lernte sie in einer Rehaklinik ihren neuen Partner kennen. Nach dem stationären Aufenthalt zogen beide in eine gemeinsame Wohnung zusammen, und Regina begann eine ambulante Traumatherapie. Regina versuchte, die Traumatisierung durch die Vergewaltigungen mittels EMDR und verhaltenstherapeutischer Konfrontationsbehandlung in der Vorstellung (in sensu) zu verarbeiten. Ihr aktueller Partner konsumierte viele Pornos und wünschte sich von Regina immer wieder eine Sexualpraktik, die auch bei ihren Vergewaltigungen eingesetzt worden war. Das war Regina sehr unangenehm, und sie sagte ihrem Partner auch immer wieder, dass sie sich mehr romantische intime Begegnungen wünschte als das, was er immer wieder wollte. Regina ließ es jedoch immer wieder zu, dass ihr Partner so Sex mit ihr hatte, wie er es sich wünschte, was Regina bezüglich ihrer Traumatisierungen antriggerte.

Hier ist ein Problemlöseprozess empfehlenswert, auch unter Nutzung einer Vereinbarung, was sexuell gewünscht wird bzw. unterlassen wird. Hilfreich kann dabei auch das sogenannte individuelle sexuelle Szenario nach Ulrich Clement (2006) sein (aus seinem Buch *Guter Sex trotz Liebe*), bei dem sich Partner*innen darüber austauschen können, was sie mögen, was nicht und was zu unterlassen ist.

6.11 Weitere Informationsmöglichkeiten

Immer wieder gibt es in den Medien Informationen zu EMDR. Zuweilen werden Behandler*innen und Forscher*innen für Zeitschriften interviewt. Auch die Fachgesellschaft EMDRIA Deutschland e. V. hat Informationsvideos für Erwachsene, Kinder und Jugendliche erstellt. Von der niederländischen EMDR-Fachgesellschaft EMDR Nederlands gibt es ein schönes englischsprachiges Video, das die Wirkweise von EMDR beschreibt (VEN EMDR, 2016).

Das Zweite Deutsche Fernsehen hat in dem Terra-Xplore-Beitrag »Schluss mit belastenden Erinnerungen?« zum Thema EMDR-Therapie mit der Biologin Jasmina Neudecker eine Traumabehandlung mit Frau Dr. Marion Schowalter, der Leiterin der Traumaambulanz in Würzburg, gezeigt (zdf.de, 2023).

Literatur

Abelar, T. (2008). *Die Zauberin: Die magische Reise einer Frau auf dem toltekischen Weg des Wissens.* Rossdorf: Hans-Nitsch-Verlag.

Alliger-Horn, C., Zimmermann, P. & Mitte, K. (2015). Vergleichende Wirksamkeit von IRRT und EMDR bei kriegstraumatisierten deutschen Soldaten. Stuttgart: *Trauma & Gewalt, 9*(3), 204–215.

Baddeley, A. (2012). Working memory: Theories, models, and controversies. *Annual Review of Psychology, 63*, 1–29.

Baddeley, A.D. & Hitch, G.J. (1974). *Working memory.* In G.H. Bower (Hrsg.), *The psychology of learning and motivation. Volume 8: Advances in research and theory* (S. 47–89). New York: Academic Press.

Baek, J., Lee, S., Cho, T., Kim, S.-W., Kim, M., Yoon, Y., Kim, K.K., Byun, J., Kim, S.J., Jeong, S. & Shin, H.-S. (2019). Neural circuits underlying a psychotherapeutic regimen for fear disorders. *Nature, 566*(7744), 339–343.

BafF e.V. – Bundesweite Arbeitsgemeinschaft der Psychosozialen Zentren für Flüchtlinge und Folteropfer (2020). Leitfaden zur Beantragung einer Psychotherapie für Geflüchtete. https://www.baff-zentren.org/wp-content/uploads/2021/03/BAfF_Arbeitshilfe_Therapiebeantragung-1.pdf

Bernstein, E.M. & Putnam, F.W. (1986). Development, reliability and validity of a dissociation scale. *Journal of Nervous & Mental Disease, 174*(12), 727–735.

Clement, U. (2006). *Guter Sex trotz Liebe.* Berlin: Ullstein.

DGUV – Deutsche Gesetzliche Unfallversicherung (o.J.). Psychotherapeutenverfahren. https://www.dguv.de/landesverbaende/de/med_reha/psychotherapeuten/index.jsp?query=webcode+d139696

Esser, G. & Cierpka, M. (2014). Gutachten zur wissenschaftlichen Anerkennung der EMDR-Methode (Eye-Movement-Desensitization and Reprocessing) zur Behandlung von Anpassungs- und Belastungsstörungen sowie zur Behandlung der Posttraumatischen Belastungsstörung (PTBS) bei Kindern und Jugendlichen. *Deutsches Ärzteblatt*, 1.12.2014. https://www.bundesaerztekammer.de/fileadmin/user_upload/_old

-files/downloads/pdf-Ordner/Empfehlungen/EMDR_Gutachten.KiJu_01122014.pdf

FSM – Fonds Sexueller Missbrauch (o. J.). https://www.fonds-missbrauch.de/

G-BA – Gemeinsamer Bundesausschuss (2021). Psychotherapie-Richtlinie. Richtlinie über die Durchführung der Psychotherapie. https://www.g-ba.de/richtlinien/20/

Gravemeier, R. (2003). Formular zur Erhebung der biographischen Anamnese (EBM 860). *Psychotherapeutische Praxis, 3*(3), 136–139.

Grosse Holtforth, M. & Grawe, K. (2016). Berner Inventar für Therapieziele. Zielcheckliste (BIT-CP; Patientenversion). https://www.researchgate.net/publication/289107891_BIT_CP_D

Hofmann, A. (2010). The absorption technique. In M. Luber (Hrsg.), *Eye Movement Desensitization and Reprocessing (EMDR) scripted protocols: Special populations* (S. 275–279). New York: Springer.

Hofmann, A. & Luber, M. (2009). History taking: The time line. In M. Luber (Hrsg.), *Eye Movement Desensitization and Reprocessing (EMDR) scripted protocols: Basics and special situations* (S. 5–10). New York: Springer.

Hofmann, A., Ostacoli, L., Lehnung, M. & Hase, M. (2020). *Depressionen behandeln mit EMDR*. Stuttgart: Klett-Cotta.

Horowitz, M. J., Wilner, N. & Alvarez, W. (1979). Impact of Event Scale: A measure of subjective stress. *Psychosomatic Medicine, 41*(3), 209–218.

Huber, M. (2015). *Der geborgene Ort: Sicherheit und Beruhigung bei chronischem Stress. Ein Übungsbuch mit CD.* Paderborn: Junfermann.

Jarero, I. (2002). The butterfly hug – an update. *EMDRIA-Newsletter, 7*(3), 4.

Jarero, I., Artigas, L. & Hartung, L. (2006). EMDR integrative group treatment protocol: A postdisaster trauma intervention for children and adults. *Traumatology, 12*(2), 121–129.

KBV & GKV-SV – Kassenärztliche Bundesvereinigung & GKV-Spitzenverband. (2017). Vereinbarung über die Anwendung von Psychotherapie in der vertragsärztlichen Versorgung (Psychotherapie-Vereinbarung). https://www.kbv.de/media/sp/01_Psychotherapie_Aerzte.pdf

Keller, D. & Revenstorf, D. (1996). Das Augenbewegungsmodell des NLP. Physiologische und kognitive Grundlagen. *Hypnose und Kognition, 13*(1+2), 225–250.

Kiessling, R. (2009). Resource strengthening. In M. Luber (Hrsg.), *Eye Movement Desensitization and Reprocessing (EMDR) scripted protocols: Basics and special situations* (S. 85–86). New York: Springer.

Knipe, J. (2008). The CIPOS method – procedures to therapeutically reduce dissociative processes while preserving emotional safety. Vortrag bei der 9. EMDR Europe Association Conference, London, England. https://emdrtherapyvolusia.com/wp-content/uploads/2016/12/The_Method_of_Constant_Installation_of_Present_Orientation_and_Safety.pdf

Leenders, M. & De Jongh, A. (2017). De EMD-Knaller! *EMDR Magazine, 5*(15), 40–42.

Manfield, P., Lovett, J., Engel, L. & Manfield, D. (2017). Use of the flash technique in EMDR therapy: Four case examples. *Journal of EMDR Practice and Research, 11*(4), 195–205. http://dx.doi.org/10.1891/1933-3196.11.4.195

Margraf, J., Cwik, J.C., Suppiger, A. & Schneider, S. (2021). DIPS Open Access: Diagnostic Interview for Mental Disorders. [DIPS Open Access: Diagnostisches Interview bei psychischen Störungen]. Bochum: Mental Health Research and Treament Center, Ruhr-Universität Bochum. https://omp.ub.rub.de/index.php/RUB/catalog/book/172

Maxfield, L. (2009). EMDR milestones: The first 20 years. *Journal of EMDR Practice and Research, 3*(4), 211–216.

Monteiro, A.M. (2019). Transgenerationale Weitergabe der Angst vor Hungererleben. Bearbeitung mit EMDR – eine Falldarstellung. *Trauma & Gewalt, 13*(3), 224–231. https://doi.org/10.21706/tg-13-3-224

Reddemann, L. (2016). *Imagination als heilsame Kraft* [CD]. Stuttgart: Klett-Cotta.

Reddemann, L. (2019). *Psychodynamisch Imaginative Traumatherapie PITT – Das Manual*. Stuttgart: Klett-Cotta.

Refugee Trauma Help (o.J.). Tresorubung. https://www.refugee-trauma.help/fileadmin/downloads/pdf/selbsthilfeuebungen/deutsch/selbsthilfeuebungen-deutsch-tresoruebung.pdf

Regierungspräsidium Hessen (o.J.). OEG-Traume-Netzwerk. Opferbetreuung und Opfersoforthilfe in Hessen. https://rp-giessen.hessen.de/opferbetreuung-und-opfersoforthilfe-in-hessen

Richter, A.-K. (2019). *EMDR bei Sozialen Angststörungen*. Stuttgart: Klett-Cotta.

Richter, A.-K. (Hrsg.) (2023). *EMDR – Ein Lehrbuch für Psychotherapie-Studium und Weiterbildung*. Berlin u. Heidelberg: Springer.

Richter, A.-K. (2024). *Therapie-Tools EMDR*. Weinheim: Beltz.

Richter, A.-K., Seidler, G.H. & Wagner, F.E. (2019). EMDR in der Vergangenheit, Gegenwart und Zukunft: Einzug von EMDR in das nichtärztliche Psychotherapie-Direktstudium und wie mehr Forschung zu EMDR gelingen kann. *Stuttgart: Trauma & Gewalt, 13*(3), 248–260. https://doi.org/10.21706/tg-13-3-248

Rudolf, G. & Schulte, D. (2006). Bekanntmachungen: Wissenschaftlicher Beirat Psychotherapie nach § 11 PsychThG – Gutachten zur wissenschaftlichen Anerkennung der EMDR-Methode (Eye-Movement-Desensitization and Reprocessing) zur Behandlung der Posttraumatischen Belastungsstörung. *Deutsches Ärzteblatt, 103*(37), A-2417/B-2098/C-2022

Schindler, L., Hahlweg, K. & Revenstorf, D. (2020). *Partnerschaftsprobleme? So gelingt Ihre Beziehung – Handbuch für Paare*. Heidelberg: Springer.

Schmidt, S. & Metzner, F. (2019). Psychotherapie für taube Patienten durch hörende Psychotherapeuten mittels Gebärdensprachdolmetscher – ein Systematisches Literaturreview zu Forschungsbefunden und Empfehlungen. *Gesundheitswesen, 82*(2), 180–187.

Schmucker, M. & Köster, R. (2021 [2017]). *Praxishandbuch IRRT. Imagery Rescripting & Reprocessing Therapy bei Traumafolgestörungen, Angst, Depression und Trauer*. 5. Aufl. Stuttgart: Klett-Cotta.

Seidler, G.H. & Wagner, F.E. (2006). Comparing the efficacy of EMDR and trauma-focused cognitive-behavioral therapy in the treatment of PTSD: a meta-analytic study. *Psychological Medicine, 36*(11), 1515. https://doi.org/10.1017/S0033291706007963

Shapiro, F. (1985). Neuro-linguistic programming. The New Success Technology. *Holistic Life Magazine, 2*, 41–43.

Shapiro, F. (1988). Efficacy of the multi-saccadic movement desensitization technique in the treatment of post-traumatic stress disorder. Unveröffentlichte Dissertation. The Professional School of Psychological Studies, San Diego, CA.

Shapiro, F. (1989a). Efficacy of the eye movement desensitization procedure in the treatment of traumatic memories. *Journal of Traumatic Stress Studies, 2*(2), 199–223.

Shapiro, F. (1989b). Eye movement desensitization: A new treatment for post-traumatic stress disorder. *Journal of Behavior Therapy and Experimental Psychiatry, 20*(3), 211–217.

Shapiro, F. (1995). *Eye Movement Desensitization and Reprocessing: Basic principles, protocols, and procedures*. 3. Aufl. New York: Guilford Press.

Shapiro, F. (1998). *EMDR – Grundlagen und Praxis. Handbuch zur Behandlung traumatisierter Menschen*. Paderborn: Junfermann.

Spangenberg, E. (2015). *Behutsame Trauma-Integration (TRIMB)*. Stuttgart: Klett-Cotta.

Spitzer, M. (2019). Psychotherapie im Mausmodell. Was bei EMDR im Gehirn passiert. *Nervenheilkunde, 38*(5), 231–239.

VEN EMDR (2016). How EMDR works? Look at this animation (English). Youtube https://www.youtube.com/watch?v=hKrfH43srg8

WHO – Weltgesundheitsorganisation (1991). *Internationale Klassifikation psychischer Störungen, ICD-10 Kapitel V (F)*. Hrsg. v. H. Dilling, W. Mombour & H.M. Schmidt. Bern: Huber.

Wolpe, J. (1969). *The practice of behavior therapy*. New York: Pergamon Press.

Wolpe, J. & Abrams, J. (1991). Post-traumatic stress disorder overcome by eye-movement desensitization: a case report. *Journal of Behaviour Therapy and Experimental Psychiatry, 22*(1), 39–43. https://doi.org/10.1016/0005-7916(91)90032-z.

zdf.de (2023). Terra Xplore – Schluss mit belastenden Erinnerungen! https://www.zdf.de/dokumentation/terra-xplore/schluss-mit-belastenden-erinnerungen-100.html